THÉRAPEUTIQUE OCULAIRE

DE L'EMPLOI

DES

ALCALOÏDES EN SOLUTION HUILEUSE

PAR

Le Docteur SCRINI

CHEF DE CLINIQUE OPHTALMOLOGIQUE DE LA FACULTÉ DE PARIS
MEMBRE DE LA SOCIÉTÉ DE THÉRAPEUTIQUE
LAURÉAT DE L'ACADÉMIE DE MÉDECINE

Mention honorable (Prix Barbier 1905)
INSTITUT DE FRANCE
(Académie des Sciences)

PARIS
VIGOT FRÈRES, ÉDITEURS
23, PLACE DE L'ÉCOLE-DE-MÉDECINE, 23

1906

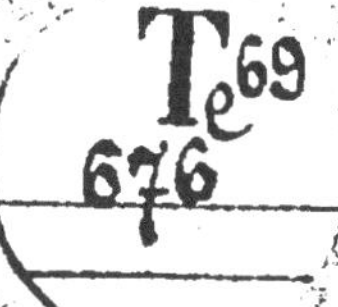

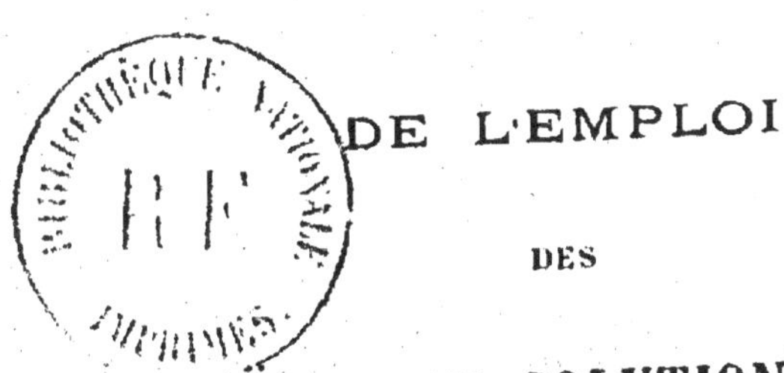

DE L'EMPLOI

DES

ALCALOÏDES EN SOLUTION HUILEUSE

DU MÊME AUTEUR

Précis de thérapeutique oculaire, avec préface du professeur de Lapersonne in-8 carré avec figures. Ouvrage couronné par l'Académie de médecine (prix Meynot 1905). Steinheil, éditeur.

Manuel pratique pour le choix des verres de lunettes et l'examen de la vision. En collaboration avec le Dr P. Fortin, in-18 jésus cartonné. Vigot frères, éditeurs.

THÉRAPEUTIQUE OCULAIRE

DE L'EMPLOI

DES

ALCALOÏDES EN SOLUTION HUILEUSE

PAR

Le Docteur SCRINI
CHEF DE CLINIQUE OPHTALMOLOGIQUE DE LA FACULTÉ DE PARIS
MEMBRE DE LA SOCIÉTÉ DE THÉRAPEUTIQUE
LAURÉAT DE L'ACADÉMIE DE MÉDECINE

Mention honorable (Prix Barbier 1905)
INSTITUT DE FRANCE
(Académie des Sciences)

PARIS
VIGOT FRÈRES, ÉDITEURS
23, PLACE DE L'ÉCOLE-DE-MÉDECINE, 23

1906

AVANT-PROPOS

C'est en 1898 que, pour la première fois avec mon très regretté maître Panas (1), nous avons appelé l'attention sur les réels avantages qu'il y avait à remplacer, par des solutions dans l'huile d'olives ou d'arachide, les solutions aqueuses des alcaloïdes employés comme topiques oculaires (2). L'expérimentation et l'observation clinique journalière ont, depuis cette époque, constamment corroboré l'incontestable supériorité de ces collyres huileux sur les collyres aqueux et les pommades. Après une courte période d'hésitation, ils sont entrés dans la pratique courante aussi bien en France qu'à l'étranger. Mais, s'il est vrai que les solutions huileuses des divers alcaloïdes, usités en ophtalmologie, n'ont pas trouvé toutes une égale faveur auprès des praticiens, je peux, sans être taxé d'exagération, affirmer que le

(1) Panas. Acad. de Méd., 24 mai 1898.

(2) Scrini. Des collyres huileux, leurs avantages sur les collyres aqueux et les pommades. *Thèse*, Paris, avril 1898.

collyre huileux d'ésérine a réuni presque tous les suffrages. Andreæ, Aubineau, Bourgeois, Chevalier, Emerson, Hache, Irwins, Jocqs, Katz, de Lapersonne, Meyer, Roosa, Sommer, Souzow, Surow, Terrien, Terson, Thilliez, Wolffberg ont été, les premiers, à confirmer les faits établis, par nos recherches de laboratoire et de clinique, sur la valeur des huiles d'olives ou d'arachide, comme véhicule des collyres à base d'alcaloïdes.

Elles ont, aujourd'hui, la sanction d'une expérience de sept années.

Le présent travail est la reproduction, en quelque sorte, de ma thèse inaugurale avec — ce qui lui ajoute un nouvel intérêt — nombre d'additions. Celles-ci sont puisées dans les témoignages précieux et les faits cliniques nouveaux apportés par les auteurs qui, ayant voulu nous suivre dans cette voie, se sont occupés de la question et aussi dans les principaux mémoires complémentaires que j'ai publiés depuis 1898.

EMPLOI DES ALCALOÏDES

EN SOLUTION HUILEUSE

PREMIÈRE PARTIE

DES SOLUTIONS AQUEUSES

Avant de passer à l'étude des solutions huileuses et de faire ressortir les avantages qui les distinguent, j'ai pensé qu'il n'est pas sans intérêt de développer les considérations importantes qui nous ont incités, Panas et moi, à proposer de substituer ces préparations aux solutions aqueuses et même aux pommades. Ces considérations se rapportent aux inconvénients des collyres aqueux.

Depuis bien longtemps, en effet, mais surtout depuis les progrès de la bactériologie et le triomphe des idées pastoriennes, les collyres à base d'alcaloïdes ont beaucoup exercé la sagacité des ophtalmologues. Il n'est personne qui ne connaisse leur emploi malaisé et les difficultés de leur bonne conservation. Certes, on a beaucoup écrit dans la seconde moitié de ce siècle sur ces collyres, mais il est permis de dire que ce sujet est, encore, à l'ordre du jour ; car aux reproches qu'on leur adressait, les découvertes modernes sont venues apporter un contingent sérieux sans qu'on ait vu surgir aucun moyen, réellement efficace, d'obvier à leurs multiples et sérieux inconvénients.

Quels sont donc ces inconvénients et quels sont les différents moyens proposés pour y remédier ?

CHAPITRE PREMIER

Inconvénients des solutions aqueuses.

Les solutions aqueuses ou les collyres à base d'alcaloïdes présentent de nombreux inconvénients que l'on peut classer en deux principaux groupes, suivant qu'ils se rapportent à leur application ou à leur conservation.

I. — INCONVÉNIENTS RELATIFS A LEUR APPLICATION

Ils sont de deux ordres et concernent la nature même du collyre et l'action reflexe provoquée sur le sujet par son instillation.

A. *Emploi malaisé des collyres aqueux.* — Il est difficile d'appliquer et de faire, surtout, appliquer convenablement les collyres ; qu'il s'agisse de maladresse ou d'inexpérience du malade ou de son entourage ou encore, de blepharospasme rendant pénible l'écartement des paupières. Tout le monde est d'accord sur les conséquences graves qui en peuvent résulter. Les gouttes du collyre, au lieu d'atteindre le cul-de-sac conjonctival, tombent, à côté, sur le sillon naso-génien et arrivent dans la bouche. C'est, alors, la maladie qui suivra son cours fatal, faute de médication. C'est l'enfant ou le vieillard qui pourront présenter des accidents si le collyre est à l'atropine.

Mais, voici en quels termes s'exprime à ce sujet J. Sichel : « On se sert le plus souvent de compte-gouttes en verre terminé, en arrière, par une vessie en caoutchouc et, en avant, par un goulot allongé, mince et presque pointu. De crainte de toucher l'œil avec cette pointe, on l'en éloigne beaucoup. Un véritable jet de liquide est lancé de loin par la pression de la vessie en caoutchouc entre la fente palpébrale, le plus souvent près du grand angle, et la tête étant inclinée en dedans.

« La plus grande partie du collyre sort ; ce qui reste s'accumule entre les paupières, près du grand angle dans le lac lacrymal et autour des points lacrymaux. Là, au lieu d'exercer une action uniforme sur toute la surface oculaire antérieure, le liquide est pompé par les points lacrymaux et porté dans les fosses nasales, d'où il peut couler directement dans l'œsophage ou, par les narines, sur les lèvres et dans la bouche. La partie qui, de prime abord, est projetée avec l'instrument au-delà des paupières ou qui en sort immédiatement, coule le long du nez et peut s'introduire directement dans la bouche si l'on n'a soin de l'essuyer immédiatement.»

Ces quelques lignes édifient, suffisamment, sur les accidents qu'on a eu et qu'on peut avoir à déplorer et sur les difficultés qu'offre l'instillation des collyres « lorsque le malade est entouré de personnes peu intelligentes et, à plus forte raison, lorsqu'il est privé de toute assistance ». (Fano.)

B. *L'application des collyres aqueux donne lieu à un larmoiement considérable.* — L'impression désagréable produite sur la conjonctive oculaire, par l'instillation des collyres, amène un afflux considérable de larmes qui, loin de favoriser l'absorption du topique, l'entraîne, plus facilement, hors du cul-de-sac conjonctival et le répand sur la face.

« Aussi, lorsqu'on verse, écrit Réveil, quelques gouttes d'un liquide actif sur l'œil, on ne peut jamais dire quelle sera la quantité du principe actif qui sera absorbée, puisqu'une partie du liquide est répandue au dehors ». Le médicament, suivant l'expression heureuse de Fano, « ne fait que passer sur la conjonctive et la cornée ».

Ces considérations suffisent pour saisir les raisons de l'incertitude sur la pénétration des collyres dans l'œil, des résultats négatifs si souvent observés et qu'on a portés, à tort, sur le compte de l'inefficacité des collyres employés.

C. *Les collyres aqueux provoquent le spasme de l'orbiculaire des paupières.* — Les gouttes de liquide froid, en tombant dans le cul-de-sac conjonctival, produisent une impression désagréable et provoquent le spasme de l'orbiculaire des paupières. Que ce spasme vienne à se produire chez un sujet, récemment, opéré de cataracte, alors que la cicatrice cornéenne est encore faible, et on assistera à des désordres graves, tels l'enclavement de l'iris, l'issue du vitré. De même, ces accidents sont à craindre lorsque cette contraction violente des paupières a lieu dans les cas d'ulcère perforant ou de large plaie de la cornée.

C'est là un fait d'un grand intérêt sur lequel Mackenzie a attiré l'attention des ophtalmologues et qui, observé par Panas a été, pour lui, une des raisons qui l'ont fait renoncer à l'usage des collyres à base d'alcaloïdes. Il les avait remplacés par les pommades.

II. — INCONVÉNIENTS RELATIFS A LEUR CONSERVATION, OU ALTÉRATION DES COLLYRES AQUEUX.

« Tous ceux qui ont vu leurs hydrolats, leurs solutés se remplir tour à tour et spontanément, en quelque sorte, de flocons, de nuages plus ou moins compacts ; ceux qui ont assisté à ce phénomène curieux d'une eau, incolore d'abord, se transformant peu à peu et quelquefois soudainement en un liquide coloré de teintes diverses ; ceux qui ont constaté combien sont particuliers et étranges les caractères que présentent, sous le microscope, ces différentes productions, contre lesquelles les filtrations les mieux faites ou les soins les plus minutieux demeurent sans effet ; ceux-là, dis-je, ne trouveront peut-être pas inutiles les efforts que j'ai tentés pour élucider une question qui intéresse tout à la fois la pratique et la science. »

Ainsi s'exprime H. Barnouvin, dans le préambule de son intéressant travail intitulé, *Organismes des hydrolats et des solutés*, faisant ressortir l'importance de la question de l'altération des collyres aqueux qui sont des solutés destinés à être appliqués sur l'œil.

Tous ont vu leurs collyres, fraîchement préparés, présenter au bout de quelques jours, même au bout de 24 heures, des filaments, des nuages et des flocons. Ces masses, qui flottent à la surface du liquide ou se déposent au fond de la bouteille, sont formées de champignons et de microbes, ainsi que les recherches de Francke, de Barnouvin et les miennes l'ont démontré.

J'ai, en 1897, fait l'examen de quelques échantillons de collyres à la cocaïne, à l'atropine et à l'ésérine, et j'ai déterminé les microorganismes qu'ils renfermaient.

Certains de ces échantillons provenaient des solutions dont on se servait dans les salles de malades de la clinique ophtalmologique. Les autres comprenaient des collyres conservés, depuis des mois, dans des flacons bouchés au bouchon de liège et enfermés dans une armoire du laboratoire d'ophtalmologie à l'Hôtel-Dieu. Ces flacons étaient fort rarement débouchés, quand il s'agissait, seulement, de remplir des flacons compte-gouttes pour les besoins de mes expériences.

Voici le résultat de mon observation portant sur des collyres dont la préparation remontait, pour les uns, à neuf mois et pour les autres à quatre mois :

A. *Collyres de chlorhydrate de cocaïne.* — Deux collyres de cocaïne, l'un à 2 p. 100 et l'autre à 2,24 p. 100, sont troubles et présentent des nuages au fond des flacons. Ces nuages ont la grosseur de grains de chènevis, tachés ça et là, de points noirs et de plaques verdâtres. Au microscope, on reconnaît un enchevêtrement de mycélium pluri-cellulaire, paraissant appartenir aux champignons du groupe des Mucédinés.

Ces deux solutions, ensemencées sur agar, ont donné des levûres et des oospora, et sur la gélatine, la pomme de terre et la carotte des levûres encore et du penicillium glaucum.

J'ai rencontré le penicillium glaucum même sur les bouchons de tous mes flacons. Rien d'étonnant à cela. On sait que cette espèce de moisissure s'observe sur un très grand nombre d'objets exposés à l'air humide, et c'est elle qui les recouvre de cette couche plus ou moins épaisse d'un vert bleuâtre caractéristique.

B. *Collyres de salicylate d'atropine.* — Cette observation se rapporte à deux solutions d'atropine, l'une au centième et l'autre à 1,50 p. 100. Elles sont troubles, louches et renferment, au fond de la bouteille, des masses grisâtres de forme irrégulière, agglomérées et grosses comme un pois, avec des petits points noirs.

A l'examen microscopique, j'observais des filaments mycéliens enchevêtrés, présentant de nombreuses branches sexuées, indiquant la formation d'œufs, et qui appartenaient au genre mucor ; et des spores arrondies, en chapelets, à l'extrémité de certains filaments rappelant le penicillium glaucum.

Les ensemencements ont donné : 1° sur agar, une longue traînée, ressemblant à celle du coli-bacille, et que j'ai reconnue, au microscope, être le bacterium termo ; 2° sur gélatine, du staphylocoque ; et 3° sur carotte et pomme de terre, des levûres ou formes levûres et le penicillium glaucum.

C. *Collyres de salicylate d'esérine.* — Des solutions d'ésérine à 1 p. 100 et à 1,50 p. 100 présentent une coloration rouge foncé permettant, à peine, de voir au travers et renferment des flocons blancs sphériques.

Le microscope me révèle la présence du penicillium glaucum. Mais, les ensemencements sur agar donnent le bacillus subtilis, le staphylococcus pyogenes aureus et le staphylococcus pyogenes albus, sur carotte et pomme de terre, le penicillium glaucum des oospora et l'acrostalagmus cinnabarinus.

Toutes les solutions des salles de la clinique sont bien moins troubles, présentant moins de filaments et de flocons. Elles ont, cependant, produit les mêmes cultures que les échantillons précédents.

Il est intéressant de remarquer, après ces observations, que les collyres conservés et placés dans des *conditions de propreté relative*, « peuvent donner asile à des organismes fort différents », et qu'ils peuvent acquérir, ainsi, des propriétés septiques susceptibles, dans certains cas, de déterminer et d'entretenir des désordres graves. Et ces collyres, préparés aseptiquement, doivent être, autrement, contaminés et autrement dangereux, surtout, lorsque le revêtement épithélial de la cornée a disparu. Il en est de même dans les cas de plaies du globe, quand ces collyres se trouvent entre les mains de malades peu soigneux portés à laisser, en dehors des besoins, le flacon ouvert, le bouchon de liège traîner, portés à se servir d'un compte-gouttes qui aura également traîné, et à lui substituer, souvent, leurs doigts peu *aseptiques* pour faire tomber la goutte dans le cul-de-sac conjonctival, etc...

Par là, semblent justifiées les accusations faites contre les collyres d'être la cause de ces irritations avec hyperhémie de la conjonctive observées. maintes fois, à la suite des instillations de collyre d'atropine ou d'ésérine. Ababie, d'ailleurs, considère comme « parfaitement démontré que les accidents attribués à l'atropine sont, uniquement, dus aux microorganismes qui se développent dans toutes les solutions renfermant des alcaloïdes végétaux, aussi bien la daturine que l'atropine ». Krœmer, Boitto et Siméon Snell partagent cette manière de voir.

Collins attribue, au contraire, cette irritation à la mise en liberté d'un acide que renfermerait le sel. Lawson ne paraît pas satisfait de cette explication : il incline à penser que s'il faut incriminer ces productions parasitaires des collyres, dans certains cas, il faut aussi tenir compte des prédispositions particulières des sujets, de l'idiosyncrasie. Vignes, du reste, se rallie à cette dernière interprétation. Fraîchement préparés, dit-il, les collyres peuvent être utilisés sans crainte d'infection dans les interventions opératoires et les traumatismes ; on peut également prolonger, fort longtemps, leurs applications locales, tant la tolérance de la conjonctive est grande à l'égard de ces topiques. C'est ainsi que le sulfate d'atropine dissous dans de l'eau distillée récemment bouillie et contenant du sublimé dans la proportion de 1 p. 5.000 peut être instillée des semaines durant sans qu'il s'ensuive d'irritation conjonctivale. Lorsqu'au contraire, on use des collyres altérés, rapidement la muqueuse s'injecte, se tuméfie et prend un aspect velvétique pathognomonique ; en même temps ses sécrétions s'exagèrent et elle devient le siège de cuissons douloureuses que renouvelle et augmente chaque instillation; avec les collyres stérilisés, si nous exceptons les idiosyncrasies, fort rares du reste, nous n'observons jamais de réaction conjonctivale. »

A côté de cet inconvénient de provoquer des conjonctivites intenses, les collyres non aseptiques peuvent en présenter d'autres plus graves encore. N'ont-ils pas donné naissance, à la suite d'opérations ou de blessures, à des iritis, à des infections retardant ainsi la cicatrisation des plaies ? Ces accidents, que beaucoup considèrent comme exceptionnels, ont spécialement préoccupé de Wecker qui a poussé la prudence jusqu'à conseiller l'abstention de toute application de collyres dans les cas de plaies et d'opérations de la cataracte. Dans son argumentation contre les méfaits des collyres septiques, il a précisé les cas où ces accidents se rencontrent. « Vous m'objecterez sans doute, dit-il, que l'emploi routinier des collyres depuis que l'ophtalmologie existe, prouve bien qu'un défaut d'asepsie des liquides introduits dans le sac conjonctival, ne doit guère présenter d'inconvénients sérieux.

« Je suis prêt à reconnaître le bien fondé de cet argument pour ce qui concerne les malades dont le revêtement épithélial du globe oculaire et la surface conjonctivale n'ont pas été lésés, mais par contre j'insiste sur la nocuité incontestée des instillations de collyres non rigoureusement aseptiques, chaque fois que cette intégrité du revêtement épithélial n'est pas maintenue, c'est-à-dire lorsqu'il s'agit de plaies du globe oculaire et d'ulcérations de la cornée ou de la surface conjonctivale en comprenant ici encore les cicatrices mal consolidées que je désigne à cause de leur aptitude à livrer passage aux microorganismes, sous le nom de cicatrices à migration.

« L'opération de la cararacte, en particulier, ainsi que toutes celles qui ouvrent le globe oculaire, nous ont déjà donné la confirmation expérimentale que l'on agit sagement, en s'abstenant autant que possible de toute instillation. »

Quelques auteurs (Gubler, Hirschberg, Hohl et Bourdon) ont vu, encore, dans ces végétations des collyres une cause d'altération chimique, soit que les solutions se comportent comme de véritables milieux de culture, soit que sur les flocons formés viennent se déposer des cristaux de l'alcaloïde et que le titre de la solution se trouve ainsi modifié.

Des essais faits par Barnouvin sur cette question, il résulte « que certains alcaloïdes sont beaucoup plus propres que d'autres au développement des organismes microscopiques à l'égard desquels ils se conduisent ainsi comme de vrais principes nourriciers ».

Ce n'est pas tout. L'air, la lumière et la chaleur, jouent aussi un rôle dans l'altération des collyres. L'on sait très bien que l'ésérine, en particulier, et ses sels, donnent, lorsqu'on les dissout dans l'eau, des solutions qui sont vite colorées en rouge. Cette coloration, d'abord d'un rose tendre et qui ne tarde pas à passer au rouge cramoisi, est due à la formation d'une substance nommée, par Duquesnel, rubrésérine, qui est un produit d'oxydation irritant pour l'œil. Les teintes que subissent les solutions pour arriver au rouge foncé sont graduelles et subordonnées aux trois facteurs précités : l'air, la lumière et la chaleur.

Une solution fraîchement préparée, à froid, avec de l'eau bouillie, stérilisée et conservée soigneusement à l'abri de l'air et de la lumière, met pour rougir beaucoup plus de temps qu'une solution préparée et abandonnée dans les conditions ordinaires. Elle garde une teinte rose tendre pendant des semaines et des mois. Les autres solutions, au contraire, faites à chaud et laissées dans une armoire, prennent la coloration rouge foncé au bout de trois à quatre jours en passant par des teintes diverses de plus en plus foncées.

Les solutions, ainsi altérées, irritent la conjonctive oculo-palpébrale. L'importance d'employer, par conséquent, des solutions incolores, ne renfermant pas de rubrésérine, n'échappe à personne, mais c'est un résultat malheureusement impossible à obtenir même lorsqu'elles sont récentes et soigneusement tenues à l'abri des causes d'altération signalées plus haut. Duquesnel, cependant, recommande l'addition de quelques gouttes de glycérine pour éviter l'oxydation. Mon observation personnelle me permet de dire que ce moyen ne la prévient pas: il la retarde seulement de quelques heures.

A un moment, on avait pensé (Duquesnel et Galezowski) que, sous l'influence de cette oxydation, les solutions d'ésérine perdaient leur propriété myotique ; on s'est vite aperçu qu'il n'en était rien. Galezowski dit avoir conservé, pendant plus de huit ans, des solutions d'ésérine qui, instillées au bout de ce temps, ont toujours produit le myosis.

J'ai, moi-même, en 1897 et en 1900, soumis à l'épreuve des solutions de salicylate d'ésérine à 1 p. 100 remontant à plus d'un et de trois ans. J'ai pu constater que, malgré leur altération, elles conservaient encore leur propriété myotique, par contre, elles étaient devenues très irritantes. La rougeur et l'injection vasculaire de la conjonctive, causées par elle, étaient prononcées.

Les solutions d'atropine paraissent aussi s'altérer à la longue : elles acquièrent une teinte jaunâtre. De quelle nature est cette altération et modifie-t-elle les propriétés actives de la solution ? C'est une question qui n'a pas encore été approfondie.

CHAPITRE II

Moyens proposés pour remédier aux inconvénients des collyres aqueux.

C'est une des pages les plus intéressantes de l'histoire des collyres aqueux.

Comme toutes choses en médecine, les collyres aqueux ont subi les influences des idées en cours, et on peut reconnaître dans les phases qu'ils ont traversées, deux périodes bien distinctes et de durée inégale. La première remonte bien loin, mais c'est particulièrement vers le milieu de ce siècle qu'on s'est sérieusement ému des inconvénients des collyres; cette période s'arrête à l'époque pastorienne, si féconde, si brillante, et qui nous ouvre une ère nouvelle. La seconde n'a pas encore vingt ans : elle est un véritable entraînement en faveur de l'antisepsie et de l'asepsie.

I. — DES MOYENS DE REMÉDIER AUX INCONVÉNIENTS RELATIFS A L'APPLICATION DES COLLYRES.

Les premiers inconvénients des collyres que les ophtalmologues ont cherché à éviter, sont ceux qui se rapportent à leur application. Leur attention ne s'était pas, encore, arrêtée sur la question de conservation des collyres.

Stœber paraît être l'un des premiers qui ait reconnu défectueux le procédé d'instillation des collyres aqueux et ait préconisé, à leur place, les pommades dont l'application est plus facile. « Quelques auteurs, dit-il, prétendent que les pommades ne conviennent que dans les affections des paupières et que les maladies du globe de l'œil doivent être traitées plutôt par des collyres liquides. Mais, quand on voit combien il est difficile de faire appliquer convenablement ces derniers et, avec quelle facilité, au contraire, le public se sert des pommades, on cherche naturellement à employer celles-ci toutes les fois que cela peut se faire. C'est ce qui a lieu, selon moi, dans la majeure partie des cas. La pommade étendue dans la fente palpébrale s'y liquéfie par la chaleur de la peau et se porte sur la surface de l'œil. » Après lui, Debout, dans un article intéressant, conseille aussi les pommades en faisant valoir cet autre avantage, celui de favoriser le contact prolongé du médicament avec la surface oculaire.

Mais, à ce moment, on employait pour la préparation des pommades l'axonge, le beurre, le cérat, etc... Ces corps gras ne sont pas à l'abri de tout reproche, loin de là ; on sait leur rapide et facile altération et la production, par leur décomposition, de principes irritants. Bien plus, on s'était demandé, Demarquay entre autres, sous quel état ces graisses renfermaient la base et si ce mode d'application pouvait favoriser l'action de la substance médicamenteuse. C'est là, en effet, une qustion majeure et sur laquelle je reviendrai en parlant des pommades à la vaseline.

Plus tard, malgré la proposition de Deschamps, de benzoïner l'axonge pour prévenir sa rancidité, les oculistes se sont emparés de la glycérine, dès qu'on l'eût introduite en thérapeutique. On l'employa en nature, sous forme de collyres, on l'employa associée à l'amidon sous forme de glycérolés. Taylor, Bowman, Dallas, Foucher, Debout, Demarquay vantèrent ses avantages. Graefe aussi s'en servit sous une forme, à laquelle il donna le nom d'excipient de Simon, pharmacien de Berlin, bien que ce fût là une préparation toute française.

La glycérine eut un tel succès que « l'engouement écrivit Deschamps, était considérable en 1856 ; en 1863, il est encore à peu près le même, au moins pour certains praticiens », et il ajoutait avec raison :

« qu'elle soit à la mode, cela se conçoit, mais qu'elle y reste toujours, cela est douteux. » Elle devait, en effet, être délaissée car, si elle présente de sérieux avantages sur l'axonge, elle a, aussi, sa part d'inconvénients. Outre que la glycérine pure ne possède pas la propriété de dissoudre tous les agents médicamenteux et que ceux-ci ne sont qu'incorporés dans les glycérolés, elle joint à ces inconvénients celui de provoquer de la cuisson avec irritation de la conjonctive.

A peine parvenaient-ils à remplir quelques-uns des desiderata que les ophtalmologues se heurtaient à d'autres difficultés non moins sérieuses. C'est ainsi qu'on rejeta les collyres de Streatfeild et les collyres gradués de Leperdriel conseillés par Réveil. Ces papiers, imprégnés de solutions médicamenteuses titrées, placés lorsqu'ils sont desséchés dans le cul-de-sac conjonctival ou sur la sclérotique favorisent, il est vrai, le contact prolongé du principe actif avec l'œil, mais il est incontestable que leur dosage n'est pas constant et que le larmoiement, le spasme de l'orbiculaire et l'irritation sont beaucoup plus accentués qu'avec les collyres ou les pommades. Cela se comprend : le petit carré de papier ne fait-il pas l'office d'un corps étranger ?

Il en est de même du procédé de Hart, préconisé par Streatfeild qui substitue la gélatine au papier.

Je ne parlerai que pour mémoire de la proposition

de Homberger, consistant à déposer des paillettes de sel d'atropine, par exemple, dans le cul-de-sac conjonctival au lieu de faire des instillations répétées et celle de Fano, de baigner l'œil dans une œillère contenant le collyre.

J'arrive maintenant au moment où Lawson, Donders, Adler, Seely, Emile Emmert, à l'étranger, et Galezowski, en France, introduisirent la vaseline en ophtalmologie. Sa supériorité sur toute la série des corps gras employés comme véhicule des pommades est indéniable. Mais ce furent MM. Chibret et Panas surtout, qui ont bien mis en lumière ses avantages : facilité d'application, absence du spasme de l'orbiculaire des paupières et du larmoiement, action prolongée et intensive du médicament.

C'est là une forme médicamenteuse qu'on substitue, efficacement, aux collyres liquides, lorsqu'il s'agit d'éviter les inconvénients afférents à leur application. Mais le problème de la conservation et de l'asepsie des topiques occulaires ne restait pas moins entier.

Il ne peut, en effet, être question de remplacer les collyres par les glycérolés. On sait le développement qu'acquièrent sur la gélose, additionnée de glycérine certaines bactéries, celle de la tuberculose en particulier. « La glycérine, dit Manquat, dans son *Traité de Thérapeutique*, entrave le développement de la plupart des microbes, mais ne les détruit pas ; elle les conserve prêts à reprendre leur puissance germinative s'ils sont transportés dans un milieu favorable. Elle favorise même le développement de quelques-uns, celui du bacille tuberculeux (Bouchard), grâce à cette inaptitude à la fermentation, elle est peu altérable. »

J'ai fait moi-même des expériences à ce sujet. J'ai porté dans des tubes d'agar et de gélatine, une goutte de glycérine pure et neutre des pharmacies avec tous les soins désirables, et j'ai obtenu, au bout de deux jours, quelquefois de trois jours, des cultures de bactéries et de levûres.

La gélatine ne peut servir de véhicule sous quelque forme que ce soit ; elle est un des milieux de culture les plus favorables et les plus répandus.

La vaseline, pas davantage ; car si elle n'est pas un bon milieu de culture, elle renferme des bactéries qui, portés sur des milieux nutritifs favorables, se développent facilement. C'est ainsi que, pour me rendre compte de ce fait, j'ai ensemencé, à plusieurs reprises et à des époques différentes, sur agar et gélatine, des pommades à la vaseline d'ésérine et d'atropine venant des salles de malades et de la salle d'opération de la clinique ophtalmologique de l'Hôtel-Dieu ; toutes ont donné des cultures de bactéries et de champignons. Deux fois seulement, la pommade à l'ésérine n'avait pas cultivé, mais, pour toutes les autres, l'ensemencement a démontré la présence de staphylocoques et de champignons inférieurs. En outre, la vaseline contient à l'état de suspension les agents médicamenteux, comme la plupart des corps gras et les glycérolés.

A la manière de toutes les pommades, celles à la vaseline manquent d'homogénéité et, par cela même, le dosage de leur application est peu rigoureux.

De plus, la vaseline, comme l'ont observé de nombreux praticiens (Tenneson, Fournier), renferme toujours des traces d'acides provenant de l'épuration qui provoquent une irritation de la peau presque eczémateuse.

Voici ce que, en 1869, dans un article intitulé « Compte-rendu de la clinique du docteur Wecker », on écrivait dans les *Annales d'oculistique* à propos des pommades, en général, et qui peut parfaitement, sinon mieux, s'appliquer à celles à la vaseline : « Il n'est pas de praticien qui ne déplore journellement les ennuis se rattachant à l'usage des pommades destinées à être introduites entre les paupières.

« Tantôt prescrite, avec tout le soin et la minutie désirables, elle a été mal préparée par un pharmacien négligent, elle est inhomogène, on y sent des grains quand on la presse entre les doigts et telle partie est trop riche en matière active, tandis que telle autre en est presque absolument dépourvue. Tantôt le client a laissé ouvert et exposé à l'air et à la poussière le pot la renfermant, et celui-ci a fini par contenir autant de matières étrangères que de la pommade prescrite; tantôt enfin, les malades, se servant du doigt pour la prélever, la déposent maladroitement au bord des paupières où les cils l'arrêtent au passage. »

J'ajouterai que la vaseline, sous l'influence de la chaleur, d'une température moyennement élevée, devient liquide « pour couler lorsqu'on renverse le pot » (Chibret), le défaut d'homogénéité est donc encore augmenté.

Je fais, également, des réserves au sujet de l'asepsie de la géoline, ce nouveau principe extrait du pétrole et de la lanoline bien que pour cette dernière Homeyer dise pouvoir lui assurer une stérilisation durable en y incorporant de l'eau oxygénée pure et de la mousse de platine. A ce mélange, il propose de donner le nom de dermozone. Ces réserves sont d'autant plus autorisées que la mousse de platine, comme tous les métaux poreux ou porphyrisés, décomposent l'eau oxygénée.

Je ne dirai qu'un mot au sujet des collyres secs de Streatfeild et de Leperdriel. Ils ne sont pas seulement non aseptiques, ils sont septiques. Qu'il me suffise de rappeler, pour édifier ceux qui ne le seraient pas, sur la quantité de poussières et de germe qui s'y déposent, que le papier une fois trempé dans la solution médicamenteuse est desséché à l'air.

II. — CONSERVATION DES COLLYRES

Il restait aux ophthalmologues à appliquer aux collyres les méthodes nées des récents progrès de la science, je veux parler de l'antisepsie et de l'asepsie. C'est vers elles que se sont concentrés tous les efforts dans ces vingt dernières années.

On peut réunir, comme l'a fait Pergens dans son article « De l'emploi des collyres aseptiques », sous quatre types distincts, les procédés de stérilisation tour à tour préconisés et délaissés, procédés qui sont la conséquence directe des mémorables découvertes de Pasteur. Dans le premier type, il cite la stérilisation par la chaleur ; au second, il range la stérilisation par addition d'antiseptiques ; la combinaison de ces deux modes de stérilisation forme le troisième et enfin, la substitution de sels renfermant des acides antiseptiques aux sels, employés jusque là réalise le quatrième et dernier type.

Birnbacher, Stroscheim, Boucheron, Armaignac, Parinaud et d'autres sont les défenseurs de la stérilisation par la chaleur. Ils ont imaginé, chacun, un moyen de mettre en pratique cette méthode ; les uns en recommandant de conserver dans des éprouvettes les collyres que l'on porterait à l'ébullition et dans lesquelles on puiserait avec des compte-gouttes en verre flambé ; les autres en faisant construire des flacons compte-gouttes spéciaux ; d'autres encore, en recommandant de faire bouillir le collyre avant chaque instillation dans une cuillère d'argent ou de ruoltz, et de remettre le collyre dans le flacon pour s'en servir.

En théorie, ces différents procédés sont engageants ; en pratique, ils sont incommodes et difficiles à appliquer, aussi bien dans la clientèle privée que dans les cliniques. Il y a perte de temps avec toutes ces manipulations et l'ébullition n'est pas sans présenter de sérieux inconvénients : souvent répétée, elle modifie par l'évaporation le titre de la solution et va même jusqu'à l'altérer.

La stérilisation par les antiseptiques avait paru à Roubinsky, Krœmer, Sattler, Schweinitz de Philadelphie, à Valude et à Franke surtout, le moyen le plus rationnel et le plus efficace, mais ils avaient compté sans les inconvénients que cette méthode cachait sous les plus belles espérances. Ils employèrent, comme tant d'autres, l'acide borique à 4 p. 100, l'acide phénique à 1 p. 100 ; le sublimé à 1 p. 1.000, 1 p. 5.000, 1 p. 10.000 ; le tricrésol à 1 p. 1.000, l'aldéhyde formique à 1 p. 2.000, le thymol et le camphre, etc., etc.

De tous ces antiseptiques, les uns ne sont pas efficaces à la dose maxima de solubilité, les autres, tels que l'acide phénique et le sublimé, provoquent de l'irritation s'ils ne décomposent pas même l'alcaloïde avec lequel ils se trouvent en présence. « En étudiant, écrit Pergens, les réactions des trois alcaloïdes les plus employés en ophtalmologie (la cocaïne, l'atropine, l'ésérine), l'on trouve que tous les trois forment un précipité avec le sublimé. Ce précipité se forme lentement et progressivement à froid, plus rapidement à chaud. » Et il ajoute plus loin : « Il est clair que les solutions avec addition de sublimé dans les limites indiquées (1 p. 5.000) ne sont pas antiseptiques. » Vignes partage cet avis qu'il a, du reste, exprimé à la séance du 7 février 1893 de la Société d'ophtalmologie de Paris : « Les solutions stérilisées, comme je viens de le dire (eau bouillie contenant du sublimé à 1 p. 5.000) n'offrent pas encore toute sécurité. Des germes peuvent être portés dans le liquide soit par les instruments destinés à l'appliquer, soit par l'air ambiant pendant le temps nécessaire à l'instillation où le flacon reste débouché. Or, la présence d'une petite quantité d'acide borique et même de sublimé n'est pas une garantie suffisante contre leur destruction. On sait, en effet, que l'eau sublimée à 1 p. 5.000 arrête le développement des germes, mais ne les tue pas. »

N'ayant pas obtenu de résultats positifs avec ce procédé de stérilisation, les ophtalmologues en ont cherché de meilleurs dans la combinaison de la chaleur et de l'addition d'un antiseptique aux solutions. On connaît assez tout ce que chacun de ces procédés a de défectueux pour qu'il soit facile de prévoir que, même combinés, ils ne peuvent réaliser le collyre aseptique.

« Quant à croire, disait Haltenhoff en 1894, au XII° congrès de la société d'ophtalmologie, que les salicylates myotiques ou mydriatiques sont moins facilement envahis par les moisissures et microbes que les autres sels qui entrent dans la composition de nos collyres, c'est une erreur : il s'agit d'un trompe-mot, et pareille erreur a été déjà commise pour les borates d'atropine et d'ésérine, etc... »

La synthèse chimique des alcaloïdes avec des acides antiseptiques est, donc, un mauvais procédé aussi. J'ajouterai que les santonates, les chloromercurates et les benzoates restent dans la même catégorie.

Un hydrolat, l'eau de laurier-cerise, employé si fréquemment par les ophtalmologues, Chevallereau et Galippe, comme adjuvant dans les collyres, les conserverait sans leur donner de propriétés irritantes. Mais, elle aussi présente, au bout de quelque temps, des micro-organismes et il faudrait, pour la sécurité, que les pharmaciens la renouvellent souvent, ce qui est malheureusement impossible d'attendre d'eux.

C'est dans le but de remédier à l'insuffisance de ces moyens contre ces risques multiples qu'on a proposé la mise en ampoules des collyres (Chevrier, Vignes, Darier). Cette méthode de conservation des liquides procède de la méthode elle-même avec laquelle Pasteur gardait ses liquides dans un état d'asepsie parfaite. Aussi, au point de vue scientifique, donne-t-elle d'excellents résultats, puisqu'elle réalise toutes les conditions d'asepsie durable sans altérer les solutions alcaloïdiques de chlorhydrate de cocaïne en particulier (Herissey).

Abstraction faite des solutions destinées aux injections hypodermiques, ces ampoules, au point de vue pratique en ophtalmologie, sont passibles de divers reproches et c'est pourquoi leur usage ne s'est pas répandu. Cherté des collyres surtout pour les services hospitaliers, une ampoule ne pouvant servir qu'à un seul malade et pour une seule fois, écoulement parfois difficile des liquides et inconvénients du bris de verre et pour le malade et pour le médecin.

Quant à ces flacons munis de deux tubulures, dont l'une servant à les remplir est fermée par un tampon d'ouate et l'autre destinée à l'écoulement se termine en pointe effilée, malgré les avantages qu'ils présentent, peuvent ne pas donner, toujours, une entière sécurité même exposés à l'action de l'autoclave ou stérilisés par la méthode de Tyndall.

Craignant que, soumis à la haute température sous pression de l'autoclave, les collyres ne subissent des modifications chimiques qui altèreraient leurs propriétés actives, on s'est adressé à leur stérilisation par la méthode de Tyndall. On expose le collyre, renfermé dans ces flacons ou dans d'autres, à un chauffage de 70° pendant une heure, on laisse refroidir et on répète cette opération trois jours de suite, Les microbes ne résistant pas à 70° sont détruits, mais les spores qui ont échappé à l'action de cette température se développent et, c'est à l'état adulte, que la seconde stérilisation les tue. La troisième opération assure la destruction des spores qui ne se seraient pas développées pendant les premières vingt-quatre heures.

Cette méthode, il est vrai, n'altère pas les alcaloïdes. Mais, non seulement elle n'offre pas une certitude absolue de stérilisation, elle a encore l'inconvénient d'être particulièrement longue et ennuyeuse, sans toutefois mettre le collyre à l'abri des chances ultérieures de contamination connues et non contestées par personne.

Voici d'ailleurs ce que dit le professeur Reclus à propos de la stérilisation des solutions de chlorhydrate de cocaïne.

« Mais n'oublions pas que tout flacon ouvert peut s'ensemencer et au bout de quelques jours les moisissures n'y sont plus rares.

« Quelles altérations cette flore provoque-t-elle? Toujours est-il que vers la fin de la première semaine, l'action analgésique de cette cocaïne exposée au contact de l'air est déjà affaiblie et j'ai vu, en été, des solutions de bonnes marques cesser d'être analgésiques au bout de trois semaines. Donc, et j'écris ceci à l'usage des praticiens: la solution de cocaïne stérilisée pourra être vieille, vieille de plusieurs années le cas échéant, mais le flacon où elle est scellée ne sera ouvert qu'au moment de l'opération et ne servira que pour une opération. »

La conclusion à déduire de l'observation du savant chirurgien est que, même avec les divers flacons compte-gouttes, on ne parvient pas à mettre les collyres à l'abri de toute contamination, sans compter qu'il est loin d'être prouvé que la stérilisation à haute température (115-120°) des collyres contenus dans des récipients ouverts comme ceux-là, n'apporte pas de modifications chimiques dans la constitution des alcaloïdes, de la cocaïne notamment. Les effets physiologiques ne peuvent donner des renseignements précis, la décomposition des alcaloïdes pouvant être incomplète. Mais faut-il y voir les raisons du retard ou de la faiblesse assez souvent observées dans l'activité de certaines solutions de chlorhydrate de cocaïne?

L'on sait très bien que l'ésérine, en particulier, et ses sels donnent, lorsqu'on les dissout dans l'eau, des solutions qui sont vite colorées en rouge. Cette coloration, d'abord d'un rose tendre, et qui ne tarde pas à passer au rouge cramoisi, est due à la formation d'une substance nommée par Duquesnel rubrésérine, laquelle est un produit d'oxydation irritant pour l'œil. Les teintes par lesquelles passent les solutions pour arriver au rouge foncé sont graduelles et subordonnées aux trois facteurs connus : l'air, la lumière et la chaleur surtout.

Chauffée au bain-marie dans un ballon au contact de l'ammoniaque, la solution d'ésérine donne, par évaporation de ce liquide à l'air libre, une magnifique couleur bleue très soluble dans l'eau. J'ai observé le même phénomène en exposant à l'autoclave (125°) une solution d'ésérine, mais sans ammoniaque.

L'insuffisance et l'infidélité des moyens proposés pour conserver les collyres et pour éviter leurs inconvénients paraissent suffisamment et nettement établies.

Ces inconvénients sont :

1° Emploi malaisé et incertain des collyres ;

2° Afflux considérable des larmes provoqué par leur application ;

3° Spasme du muscle orbiculaire des paupières ;

4° Instabilité chimique ;

5° Impossibilité de les conserver aseptiques.

Si nous examinons, maintenant, les collyres huileux, nous verrons qu'ils ne présentent pas ces inconvénients. Ils offrent, au contraire, de réels avantages :

1° Leur application est facile, leur tolérance remarquable.

2° Leur action est plus rapide, plus intense et plus prolongée, grâce au séjour plus long du corps gras médicamenteux dans le cul-de-sac conjonctival. En un mot, action locale oculaire plus complète.

3° On n'observe ni spasme de l'orbiculaire des paupières, ni larmoiement au moment de leur instillation; le collyre huileux à la cocaïne, en particulier, ne produit pas d'exfoliation de l'épithélium de la cornée. Aussi, la cocaïne peut-elle être impunément employée même contre les ulcérations de la cornée et même lorsqu'il existe de la purulence de la conjonctive.

4° Ils sont stables et inaltérables ; l'ésérine, notamment, ne se transforme pas en rubrésérine ; cette dernière particulièrement irritante pour la conjonctive. Tolérance inespérée de l'ésérine huileuse qui jouit de propriétés antiglaucomateuses des plus assurées.

5° Ils sont et restent indéfiniment aseptiques.

DEUXIÈME PARTIE

DES SOLUTIONS HUILEUSES

(Collyres huileux.)

APERÇU HISTORIQUE

Je crois utile de rappeler l'historique de la question avec quelques détails, parce qu'à plusieurs reprises on a cru pouvoir nous faire le reproche de nous être imaginés les avoir inventés.

Une lecture attentive de notre thèse inaugurale et du rapport de notre maître, Panas, à l'Académie de médecine, eût cependant suffi à éviter des lignes inutiles à des critiques trop pressés.

De toute antiquité, les huiles ont été employées en médecine avec ou sans addition d'un autre corps gras, comme composant des cérats, des pommades, et comme véhicule des huiles dites médicinales.

Les Grecs et les Romains s'en servaient aussi avec le miel d'Attique, la bile, etc..., pour la confection, alors compliquée, des collyres qu'ils appelaient humides, sans demander à l'huile une autre action que celle de donner une consistance molle, liquide, aux topiques oculaires.

Bien que nous considérions les collyres comme des solutions parfaites sans changements chimiques des principes médicamenteux, plus près de nous, on rencontre l'emploi de l'huile, avec des excipients variés, dans certains topiques oculaires formés de mélanges plus ou moins homogènes de métaux lourds.

C'est ainsi qu'en 1707, Antoine Maître Jean, employait ou pures l'huile de noix et l'huile d'olive, ou comme véhicules de ses pommades et liniments. Dans son *Traité des maladies des yeux et des remèdes pour leur guérison*, on lit, à la page 531 : « Pour les ulcérations extérieures des paupières, on se sert des mêmes remèdes dont on les oint deux fois par jour ; ou bien on se sert du liniment fait avec la litharge lavée, que l'on triture dans un mortier, y mêlant petit à petit de l'huile d'olive, du suc de racine, etc. » Un siècle plus tard, Marc-Antoine Petit écrit dans sa *Collection d'observations cliniques*, datant de 1815 : « Une once d'huile de noix, dans laquelle on délaye un gros de tartre stibié, et dont on fait couler quelques gouttes entre les paupières, forme un excellent topique contre les taches de la cornée. »

En 1821, A. Scarpa se loue, lui aussi, de l'emploi de l'huile de noix et d'un liniment composé d'huile de noix, de fiel de bœuf et de sel de corne de cerf. Dans son *Cours d'ophtalmologie* de 1837, Rognetta nous apprend que Græfe se servait d'un collyre ammoniacal portant son nom, composé d'huile de noix et d'ammoniaque liquide. Faut-il rappeler, pour mémoire, que Buys, après avoir appliqué, sur les conjonctives atteintes de granulations, du sous-acétate de plomb pulvérisé, passait une couche d'huile à l'aide d'un pinceau.

Guépin, dans un article publié en 1842, se montre partisan des préparations huileuses, qu'il désigne sous le nom de *collyre gras*, *collyre huileux*.

A la suite d'une observation, il écrit : « Pour tout traitement, j'introduis, pendant quatre jours, entre les paupières, un collyre gras contenant du calomel, du camphre et de l'oxyde rouge. » Et plus loin, il s'exprime en ces termes : « Plusieurs fois, dans l'intervalle des cautérisations, j'ai cru bon d'employer, une fois par jour, une application d'un collyre huileux contenant du camphre, du calomel et de l'oxyde rouge de mercure. »

Vers la même époque, en 1845, Cunier fait usage, dans certains cas, d'un *collyre mou de précipité rouge avec de l'huile de foie de morue*. Enfin, ne voyons-nous pas Robert, médecin militaire belge, proposer de remplacer le crayon de nitrate d'argent par une huile caustique composée de nitrate d'argent et d'huile d'amandes douces ? et Deval suivre les traces de Buys.

Là, se bornaient les applications des huiles aux maladies des yeux. Il faut arriver à notre époque, dans ces trente dernières années, pour trouver des essais isolés, mais précis, de la substitution des huiles à l'eau, aux hydrolats, à la glycérine et même à la vaseline. A des médecins anglais et américains, surtout, appartient cette initiative, qui n'a, du reste, pas trouvé d'écho en France, ni dans les autres pays.

Sans m'arrêter à la proposition de Keller d'adopter l'huile de ricin mélangée à un peu de cire comme excipient des pommades, ni à l'application de l'huile phosphorée préconisée par Gioppi, de Padoue, pour la guérison de la cataracte, les premiers essais datent de 1873. C'est à cette époque, en effet, que Lloyd Owen, de Birmingham, avait conçu l'idée que dans les ulcères cornéens, une substance de nature onctueuse et douce, non miscible aux larmes, appliquée sur l'œil, s'étendrait en nappe sur la surface de la cornée et la protégerait contre l'irritation des agents extérieurs et celle causée par les mouvements des paupières. Cette action, il la demanda à l'huile de ricin et le succès a, pleinement, répondu à son attente. Séduit par ce résultat, frappé par la supériorité de l'huile sur la gélatine et la glycérine qui, dit-il, sont plus irritantes et facilement entraînées par les larmes, il tire parti de son pouvoir dissolvant en employant l'huile de ricin comme véhicule des collyres. C'est ainsi qu'il prétend avoir obtenu des solutions de sulfate d'atropine dans la proportion de 1 p. 100 environ.

Dans le même ordre d'idées, en 1875, Green, de Saint-Louis, recommande à la Société d'ophtalmologie de Newport l'usage de la base, de préférence au sel de l'alcaloïde, qui ne se dissout pas aussi facilement dans l'huile. Enfin, en 1885, tout en appelant l'attention sur ce point intéressant, Andrews reconnaît deux autres avantages aux solutions huileuses : le premier, d'assurer le contact prolongé de la substance médicamenteuse avec l'œil ; le second, d'obtenir l'effet désiré avec une petite quantité. Contrairement aux deux précédents observateurs, Andrews, lui, s'est servi, pour y dissoudre la cocaïne et l'atropine basiques, de l'huile d'olive, de préférence à l'huile de ricin, qu'il considère, à juste titre, comme irritante.

C'est en 1896 que mon très regretté maître, Panas, pensant qu'il pourrait y avoir un réel avantage à se servir des huiles végétales comme véhicule des alcaloïdes usités en ophtalmologie, me conseilla de choisir cette étude comme sujet de ma thèse inaugurale. J'y consignais, en 1898, le résultat de mes recherches de laboratoire et des premières applications cliniques que j'ai complétées, depuis, dans différents mémoires.

CHAPITRE PREMIER

Des huiles.

Avant d'adopter comme véhicule des collyres l'une ou l'autre des huiles végétales que nous fournit le commerce, j'ai cherché, par une série d'expériences et d'observations à me rendre compte de leur action sur la conjonctive oculo-palpébrale et de voir laquelle de ces huiles réunit le plus de conditions requises d'un bon véhicule.

I. — ACTION DES HUILES SUR LA CONJONCTIVE OCULO-PALPÉBRALE ET CHOIX DE L'HUILE

Les huiles végétales ont été considérées comme ayant une action irritante sur la conjonctive. Cette assertion est aussi vraie pour certaines huiles qu'elle est fausse pour d'autres. Je puis affirmer que certaines huiles, mises au contact de la conjonctive oculaire sont absolument inoffensives, alors que d'autres produisent, à des degrés divers, une cuisson et une hyperhémie caractéristiques. Ces accidents, au plus faible degré, sont négligeables et rappellent, en tous points, l'irritation que provoque, sur les yeux de certaines personnes, une simple goutte d'eau pure.

J'ai, donc, passé en revue, parmi les huiles végétales non siccatives, l'huile d'olives, l'huile d'arachide, l'huile d'amandes douces ; une huile siccative, l'huile de ricin ; une huile animale, l'huile de pieds de mouton, et enfin l'huile de vaseline ; et j'ai pu me rendre compte des faits suivants : l'huile d'olives, l'huile d'arachide et l'huile de vaseline ne produisent aucune irritation sur la conjonctive. Au contraire, l'huile d'amandes douces et l'huile de pieds de mouton irritent l'œil à un haut degré.

L'impression produite par l'huile de ricin est, peut-être, plus légère.

Cette proposition est corroborée par les faits suivants : des lapins qui avaient reçu dans les yeux une goutte d'huile de pieds de mouton, d'huile d'amandes douces, ont tenu, pendant plus d'un quart d'heure, les paupières fermées, signe certain de la sensation désagréable perçue par eux, et les conjonctives étaient rouges, turgescentes. D'autres lapins, à qui j'ai instillé une goutte d'huiles d'olives, d'arachide ou de vaseline, ne présentèrent ni clignotement des paupières, ni hyperhémie de la conjonctive oculo-palpébrale. Ceux qui ont reçu de l'huile de ricin ont eu du blépharospasme, du clignotement et de la rougeur avec vascularisation de la conjonctive, de cinq à six minutes de durée.

Quant aux faits touchant l'homme, ils sont identiques. Voici quelques observations :

A. — *Huile d'olives.*

Observation I

J'instille une goutte d'huile sur O. G. d'un homme de 40 ans, dont les yeux sont sains. Aucune sensation désagréable, pas de spasme de l'orbiculaire, ni injection vasculaire. Mais la vue est légèrement troublée, dix minutes environ, à cause de la nappe d'huile qui se trouve à la surface de la cornée.

Observation II

Jeune homme de 25 ans, yeux sains. Je laisse tomber une goutte d'huile sur O. D. Pas de réflexe palpébral, ni injection vasculaire conjonctivale ou périkératique dénotant une irritation quelconque. Même trouble de la vue que précédemment.

B. — *Huile d'arachide.*

Observation III

Homme, 30 ans, yeux sains, reçoit dans le cul-de-sac conjonctival gauche une goutte d'huile qui ne provoque ni spasme de l'orbiculaire, ni cuisson, ni hyperhémie.

Observation IV

Homme, 35 ans, yeux sains. Une goutte d'huile sur O. D. Pas de spasme et aucun phénomène d'irritation.

C. — *Huile de vaseline.*

Observations V et VI

Elles concernent deux jeunes gens de 30 ans environ, qui, ayant reçu une goutte d'huile sur les yeux, n'ont éprouvé aucune sensation désagréable. Pas de réflexe ni d'hyperhémie.

En résumé, ces observations démontrent :

1° Que les huiles d'olives, d'arachide et de vaseline n'ont aucune action nuisible sur la conjonctive oculo-palpébrale ;

2° Qu'elles s'étendent en nappe sur la cornée ;

3° Et que, non miscibles aux larmes, elles restent longtemps en contact avec l'œil.

D. — *Huile d'amandes douces.*

Observation VII

Homme adulte de 45 ans, yeux sains, reçoit une goutte de cette huile sur O. D. Le contact de l'huile ne provoque pas de spasme de l'orbiculaire, mais une sensation de cuisson, de corps étranger, amène un larmoiement intense et la contraction de l'orbiculaire. La conjonctive oculo-palpébrale est rouge, et un cercle vasculaire péri-kératique se forme qui ne persiste pas moins de 10 à 15 minutes.

Observation VIII

Même expérience. Mêmes phénomènes que précédemment.

E. — *Huile de pieds de mouton.*

Observations IX et X

Mêmes phénomènes d'irritation. Sensation de cuisson, larmoiement, hyperhémie conjonctivale persistant 20 minutes environ.

F. — *Huile de ricin.*

Observations XI et XII

Il s'agit de deux instillations d'huile de ricin qui ont causé une cuisson et de la rougeur de la conjonctive oculo-palpébrale n'ayant pas duré moins de 10 à 15 minutes.

De ces observations, je conclus que ces trois dernières huiles, c'est-à-dire l'huile de ricin, d'amandes douces et de pieds de mouton, sont irritantes, et qu'à ce titre, elles doivent être rejetées.

L'huile de vaseline eût été un bon véhicule des collyres, mais elle ne possède pas la propriété de dissoudre les alcaloïdes basiques dans des proportions suffisantes. J'ai donc donné la préférence à l'huile d'olives ou à l'huile d'arachide, qui, au point de vue de leurs propriétés physiques, offrent la plus grande analogie.

II. — STÉRILISATION DE L'HUILE

Il est indispensable pour la bonne préparation des solutions huileuses, des collyres huileux, que l'huile dont on se servira soit aussi fraîche que possible et qu'elle soit soumise à certaines opérations en vue de la débarrasser de toutes ses impuretés et de la stériliser. On suit, dans ce but, le procédé de Delacour.

L'huile est, tout d'abord, lavée à l'alcool fort et débarrassée, ainsi, des acides gras qu'elle peut contenir. Pour cela, on la mélange avec la moitié de son volume d'alcool à 95°, et on laisse les deux substances en contact pendant quelques jours, en agitant de temps en temps. Puis, on verse le tout dans un récipient en verre, à tubulure inférieure, ou dans une allonge à robinet. Lorsque le liquide se sera nettement séparé en deux couches, et que l'inférieure se sera éclaircie, on décante cette dernière, parfaitement limpide. Si elle paraissait louche, ou si elle tenait en suspension quelques impuretés, il suffirait de la filtrer au papier, mais cette précaution est rarement nécessaire.

On a conseillé de brasser, alors, l'huile avec de l'eau distillée et de la soumettre au même mode de séparation que précédemment. Cette nouvelle opération n'a d'autre effet que d'allonger, sans résultat utile, une préparation déjà suffisamment compliquée, la petite quantité d'alcool qui peut être retenue par l'huile se trouvant, naturellement, éliminée par la chaleur au moment de la stérilisation.

Pour obtenir la stérilisation, il suffit de porter l'huile, traitée comme je viens de l'indiquer, dans un matras à fond plat, ou dans tout autre récipient, au bain de sable, à une température de 120° que l'on maintiendra pendant une dizaine de minutes. Il est inutile d'aller plus loin, tous les germes organisés sont fatalement détruits et une chaleur trop considérable décomposerait les corps gras en donnant naissance à des produits d'une extrême âcreté (l'acroléine). On bouche avec un tampon d'ouate stérilisée et on conserve l'huile dans un endroit frais pour l'usage.

III. — DES SOLUTIONS HUILEUSES

Au début de mes recherches, j'avais limité mon étude sur les quatre alcaloïdes, cocaïne, atropine, ésérine et pilocarpine le plus couramment employés en thérapeutique. Je l'ai étendue, plus tard, à d'autres alcaloïdes et à certains agents anesthésiques.

En 1860, Pettenkofer a étudié la solubilité dans l'huile d'olives de quelques bases alcaloïdiques, l'atropine entre autres. Les sels y sont insuffisamment solubles et même, en m'adressant aux sels gras, aux stéarates et aux oléates recommandés par Attfield, Schœmaker et Zanardi je n'ai pu obtenir de solutions stables. C'est pourquoi, je me suis toujours servi de la base. Elle s'y dissout, facilement et à des températures variables, suivant les principes. Ces solutions à base d'alcaloïdes sont stables, aseptiques et parfaitement titrées, ce qu'on ne peut obtenir avec les sels. Les sels gras, comme tous les sels du reste, offrent sur leur teneur en alcaloïde une approximation incertaine. subordonnée au mode de préparation et aux produits employés. Fait important, sur lequel Bignon paraît être, le premier, qui ait appelé l'attention.

I. *Anesthésiques*. — La cocaïne pure se dissout très bien dans l'huile d'olives, dans la proportion de

2 p. 100 seulement et à une température moyenne au bain-marie.

L'eucaïne B à 2 p. 100 et l'holocaïne à 1 p. 100 s'y dissolvent, parfaitement, au bain-marie à 80°. La solution d'eucaïne se fait dans les conditions ordinaires, celle de l'holocaïne doit être préparée et conservée dans un récipient de porcelaine pour éviter une altération non définie qui se produirait, d'après certains auteurs, sous l'influence du contact du verre et aurait pour cause l'alcalinité de ce dernier. Malgré ce soin, on verra la solution qui présente, les premiers jours, la coloration normale de l'huile, ne pas tarder à prendre une teinte tirant sur le rose et à devenir, assez rapidement, brune comme l'huile de lin. J'ai constaté la même altération avec les solutions aqueuses qui, d'abord incolores, sont devenues franchement roses. L'altération en question est plus rapide lorsqu'on prépare et conserve les solutions dans des vases de verre ou de porcelaine et n'est nullement empêchée ou retardée si, pour la solution huileuse, on a recours à l'éther. M. Billon qui avait isolé pour moi l'eucaïne et l'holocaïne a observé, pour les solutions de cette dernière, les mêmes faits. L'orthoforme est soluble dans l'huile au centième.

Je n'ai pu étudier la solubilité dans l'huile de la *tropacocaïne*, les tentatives de M. Billon, pour en obtenir la base dans des conditions satisfaisantes, étant restées infructeuses. Par contre, j'ai recherché la solubilité de la caféine, la carpaïne, la convallamarine, l'helléboréine, la strophantine et l'adonidine dont on a étudié la valeur anesthésique locale. La caféine déshydratée ou non, la strophantine et l'adonidine ne se dissolvent pas dans l'huile. Mais, la carpaïne, la convallamarine et l'helléboréine donnent au centième de bonnes solutions huileuses.

Enfin, la stovaïne y est miscible dans toutes proportions.

1) Cocaïne pure..........	2 grammes	ou 20 centigrammes.
Huile d'olives lavée et stérilisée...........	100 —	ou 10 grammes.
2) Eucaïne B pure.......	3 grammes	ou 30 centigrammes.
Huile d'olives lavée et stérilisée...........	100 —	ou 10 grammes.
3) Holocaïne pure........	1 gramme	ou 10 centigrammes.
Huile d'olives lavée et stérilisée...........	100 —	ou 10 grammes.
4) Stovaïne pure..........	2 grammes	ou 20 centigrammes.
Huile d'olives lavée et stérilisée...........	100 —	ou 10 grammes.

On peut associer ces anesthésiques entre eux ou l'un de ces anesthésiques avec les mydriatiques.

II. *Mydriatiques.* — L'atropine ne se dissout pas, facilement, dans l'huile d'olives. Elle est même, en partie, décomposable à une température de 95°. Aussi, est-il nécessaire de ménager l'action de la chaleur. Les solutions au centième sont claires et d'une parfaite limpidité persistante.

La duboisine et l'homatropine pures se dissolvent parfaitement à 1 p. 100 au bain-marie à 90° la première, à 80° la seconde. Ces deux produits, ainsi que l'atropine se trouvent dans le commerce sous forme de sels aussi bien qu'à l'état pur. Il est, donc, aisé de se procurer la base. La scropolamine, autre mydriatique intéressant, n'existe qu'en sel dans les meilleures maisons même de produits chimiques françaises et étrangères. Grâce à l'obligeance de M. Billon, le distingué pharmacien qui a bien voulu l'isoler pour moi, j'ai eu, entre les mains un échantillon de scopolamine basique. Cette base, malheureusement, est très facilement altérable, très hygroscoqique et, avec cela, complètement insoluble, dans la plupart des dissolvants. L'huile, l'éther et l'alcool absolu ne la dissolvent pas à chaud comme à froid. Il semblerait, cependant, facile de tourner cette difficulté en s'adressant aux sels d'acides gras. Etant donnés les résultats peu satisfaisants que j'avais obtenus pour d'autres alcaloïdes, j'ai essayé de tirer parti de la solubilité de son sel, le bromhydrate descopolamine, dans l'alcool, bon intermédiaire à défaut de l'éther. En faisant une solution alcoolique qu'on mélange à l'huile dans la proportion de 1 p. 100 et en portant le tout au bain-marie, à une douce chaleur, jusqu'à évaporation de l'alcool, l'huile ainsi traitée reste limpide. Toutefois, on atteint la limite de saturation car, par refroidissement, il se dépose quelques fins cristaux. A 1/2 p. 100 la solution est parfaite.

La daturine et l'hyosciamine, considérées par certains auteurs comme chimiquement identiques à la duboisine, se comportent à l'égard de l'huile comme l'homatropine, avec cette différence que la solution d'hyosciamine à 1 p. 100 perd, à la longue, sa transparence et devient très légèrement louche.

Enfin la mydrine, mélange d'homatropine et d'éphédrine, se dissout facilement à 3 p. 100, mais avec l'éther comme intermède.

1) Atropine pure................ 5 centigr. ou 2 centigr.
Huile d'olives lavée et stérilisée. 10 grammes.

2) Duboisine pure............... 5 centigr. ou 2 centigr.
Huile d'olives lavée et stérilisée. 10 grammes.

3) Homatropine pure............. 5 centigr. ou 2 centigr.
Huile d'olives lavée et stérilisée. 10 grammes.

4) Bromhydrate de scopolamine... 2 centigr. ou 1 centigr.
Huile d'olives lavée et stérilisée. 10 grammes.

Dissoudre le bromhydrate de scopolamine dans l'alcool. Mélanger à l'huile et chauffer à 40° jusqu'à évaporation de l'alcool.

III. *Myotiques.* — Nous avons vu, plus haut, combien facile est l'oxydation de l'ésérine. Nous avons vu, aussi, que toute élévation de température accélère sa transformation en rubrésérine. Aussi, pour la dissoudre dans l'huile sans qu'elle subisse la moindre altération, il faut recourir à un artifice de préparation (Hallot). Il faut la dissoudre, préalablement, dans la proportion de 1 p. 100, dans une quantité suffisante d'éther parfaitement pur et opérer, ensuite, le mélange de l'huile et de la solution éthérée. On maintient le tout au bain-marie à 45° jusqu'à disparition des dernières traces d'éther. La solution ainsi préparée à 1 p. 100 est claire, transparente et ne présente pas la plus petite modification de couleur après deux ans, quatre ans et au-delà.

La pilocarpine donne de bonnes solutions huileuses à 2 p. 100.

1) Esérine pure .... 10 centigr. ou 5 centigr.
Huile d'olives lavée et stérilisée. 10 grammes.

2) Pilocarpine pure............... 20 centigrammes.
Huile d'olives lavée et stérilisée. 10 grammes.

CHAPITRE II

Action comparée des solutions huileuses et aqueuses.

J'ai étudié l'action des solutions huileuses comparativement avec les solutions aqueuses sur l'animal d'abord, puis je les ai appliquées à l'homme.

I. — EXPÉRIMENTATION

Mes expériences ont porté sur le lapin, animal le plus employé dans les laboratoires et se prêtant parfaitement, par son caractère et la forme de sa pupille, au genre d'études telles que la recherche de l'anesthésie oculaire et l'état de la pupille.

Je n'ai pas eu à suivre une méthode spéciale. J'ai dû, toutefois, prendre certaines précautions pour ne pas sortir des conditions normales de la vie.

Le lapin est laissé libre, au repos, dans le but d'éviter les fréquentes variations pupillaires dépendant de la moindre excitation. De plus, il m'a paru nécessaire, avant toute expérience, de tailler au ras les cils des paupières qui, par leur longueur démesurée chez le lapin, peuvent être une cause d'erreur, surtout lorsqu'il s'agit d'étudier la durée et l'intensité de l'insensibilité oculaire par les anesthésiques. Car, rien n'est plus facile que de frôler un des cils, en interrogeant la sensibilité, malgré toutes les précautions qu'on mettrait à les éviter, et de provoquer ainsi le réflexe du muscle orbiculaire ou le clignotement de la troisième paupière, autant de signes par lesquels l'animal manifeste sa sensibilité.

Pour interroger la sensibilité de l'œil dans l'étude de la cocaïne, par exemple, une aiguille mousse à dissocier, ou un bâtonnet de papier m'ont suffi. Ce dernier, même, est de beaucoup préférable à l'aiguille, qui pourrait produire des éraflures de l'épithélium cornéen et en imposer pour une exfoliation, alors que celle-ci n'existe pas en réalité.

En ce qui concerne la mensuration des diamètres de la pupille pour l'étude de l'action des mydriatiques et des myotiques, j'ai obtenu, avec un simple compas muni d'une échelle graduée, les meilleurs résultats. Cet appareil fort simple remplace, avantageusement, les pupillomètres, dont le maniement est difficile, et même l'échelle employée par Drouin et Vincent qui demande, elle aussi, une certaine habitude.

Je me suis attaché à comparer les collyres aqueux et huileux au point de vue de la durée et de l'intensité de leur action, cherchant ainsi à voir si la nature du véhicule est susceptible d'apporter quelque modification aux propriétés physiologiques des substances médicamenteuses qu'il tient en solution. Je ne rapporterai ici que les résultats fournis avec les collyres de cocaïne, d'atropine et d'ésérine le plus couramment usités, résultats qui ont été les mêmes avec la duboisine, la daturine, l'homatropine, la scopolamine, la pilocarpine, l'holocaïne, l'eucaïne, etc.

Les collyres huileux d'atropine et d'ésérine dont je me suis servi étaient à 1 p. 100, celui de cocaïne à 2 p. 100 ; les collyres aqueux avaient un titre équivalent. Employant la base pour les solutions huileuses et un sel pour les solutions aqueuses, il a fallu pour cela faire intervenir le rapport du poids moléculaire du sel d'alcaloïde à celui de l'alcaloïde. C'est ainsi que les collyres au salicylate d'atropine ou d'ésérine étaient à 1,50 p. 100 et celui au chlorhydrate de cocaïne à 2,24 p. 100.

I. — Cocaïne.

Expérience I

Lapin blanc, 13 mois ; diamètre des pupilles : 6 millimètres.

J'instille, dans le cul-de-sac conjonctival gauche, deux gouttes de collyre aqueux, et le même nombre de gouttes de collyre huileux à droite.

O. G.— Au moment où la solution touche l'œil, il se produit le spasme de l'orbiculaire. L'animal cligne les paupières. Si même l'on essaie de les maintenir ouvertes, il cherche à protéger la cornée avec la troisième paupière ou membrane clignotante. Des larmes mêlées à la solution s'écoulent au dehors.

Après 3 minutes, la sensibilité de la cornée et de la conjonctive oculo-palpébrale a complètement disparu. Les paupières s'écartent et restent grandes ouvertes. La cornée, brillante tout d'abord, perd petit à petit son éclat, devient terne et présente çà et là de petits soulèvements. Ces soulèvements intéressent l'épithélium, et paraissent être une des phases de son exfoliation.

6 minutes après le début de l'expérience, l'anesthésie est complète. La pupille commence à se dilater.

10 minutes. L'anesthésie persiste. La pupille mesure 7 millimètres.

18 minutes. La sensibilité reparaît, mais elle est obtuse. Le diamètre de la pupille est de 8 millimètres.

20 minutes. La sensibilité est revenue. La pupille atteint 8 millimètres de diamètre; elle continue cependant à réagir sous l'influence de la lumière.

30 minutes. La pupille se maintient à 8 millimètres de diamètre. Elle ne revient à son état normal que 5 heures après le début de l'expérience.

O. D. — Le contact des gouttes huileuses sur l'œil ne provoque pas le spasme de l'orbiculaire ni un écoulement de larmes. Par suite du léger clignotement des paupières l'huile s'étend sur toute la surface de la cornée en fines gouttelettes qui séparées les unes des autres se réunissent, se fusionnent et forment une nappe, laquelle lentement glisse dans le cul-de-sac conjonctival.

Une minute après l'instillation, la cornée et la conjonctive oculo-palpébrable sont insensibles. La cornée reste brillante malgré l'écartement des paupières et l'absence de clignotement.

5 minutes. L'anesthésie est complète. La cornée présente son aspect normal et la pupille commence à se dilater.

8 minutes. La pupille a 7 millimètres de diamètre.

14 minutes. Pas d'exfoliation de l'épithélium de la cornée. La pupille mesure 8 millimètres.

25 minntes. La sensibilité réapparaît.

30 minutes. L'anesthésie a fait place à la sensibilité.

50 minutes. La pupille a 8 millimètres de diamètre.

3 heures. La pupille mesure 7 millimètres. Elle revient à 6 millimètres 6 h. 6 minutes après l'instillation du collyre.

Dans cette expérience, contrairement au collyre aqueux, l'instillation du collyre huileux n'a déterminé ni spasme de l'orbiculaire des paupières, ni larmoiement, ni exfoliation de l'épithélium de la cornée. L'anesthésie est apparue deux minutes plus tôt et s'est prolongée de deux minutes du côté où a été instillé le collyre huileux. De ce même côté, la dilatation pupillaire a devancé celle de l'autre côté de une minute et a duré davantage, une heure et quelques minutes en plus.

Expérience II

Un lapin gris de 1 an et dont les pupilles mesurent 6 millimètres reçoit dans l'œil droit 4 gouttes de collyre huileux et, dans l'œil gauche, 4 gouttes de collyre aqueux.

O. G. — Le contact des gouttes de la liqueur détermine le spasme de l'orbiculaire et du larmoiement.

2 minutes après. La cornée et la conjonctive sont anesthésiées. Les paupières sont grandes ouvertes. Pas de clignotement.

8 heures. L'anesthésie est complète. La cornée est terne et présente de petites fossettes ressemblant à des éraflures.

14 minutes. La pupille se dilate. Elle mesure 7 millimètres, mais continue à réagir sous l'influence de la lumière.

28 minutes. Je fais une seconde instillation de 4 gouttes de collyre aqueux.

35 minutes. L'insensibilité demeure absolue, la cornée paraît bosselée à cause du soulèvement de l'épithélium, et la pupille est de 7 millimètres.

48 minutes. L'anesthésie persiste. La pupille s'est encore dilatée davantage ; son diamètre a atteint 8 millimètres.

53 minutes. La sensibilité est revenu.

1 h. 33. La pupille n'a pas varié.

4 h. 38. La pupille mesure 7 millimètres.

5 h. 23, après la première instillation, la pupille revient à 6 millimètres.

O. D. — Au moment de l'instillation, ni spasme de l'orbiculaire, ni larmoiement.

1 minute après, l'œil est anesthésié.

2 minutes. L'œil reste ouvert. Une nappe d'huile s'étend sur toute la surface de la cornée et de la conjonctive oculo-palpébrale.

8 minutes. L'insensibilité est absolue. Mon bâtonnet de papier passé sur la cornée et la conjonctive ne détermine pas de clignotement des paupières.

6 minutes. La pupille est dilatée, son diamètre mesure 7 millimètres.

28 minutes. Nouvelle instillation de 4 gouttes de collyre huileux.

35 minutes. La cornée conserve son aspect normal. La pupille mesure 8 millimètres.

46 minutes. La pupille s'est dilatée encore : elle est passée de 8 millimètres de diamètre à 9 millimètres.

1 heure. La sensibilité reparait.

1 h. 33. Le diamètre de la pupille est de 9 millimètres.

4 h. 38. La pupille est revenu à 8 millimètres.

5 h. 23 après la première instillation. La pupille est passée de 8 à 7 millimètres.

6 heures après. Le diamètre de la pupille mesure de 7 mm. 1/2 à 6 millimètres.

Cette expérience est aussi intéressante.

L'instillation du collyre aqueux a produit le spasme de l'orbiculaire des paupières, du larmoiement et l'exfoliation de l'épithélium de la cornée. Rien de semblable au moment de l'application du collyre huileux.

La cocaïne, en solution dans l'huile, a déterminé une anesthésie et une dilatation pupillaire plus rapides et plus prolongées. La dilatation même de la pupille a été nettement plus grande que celle qu'a produite le collyre aqueux de cocaïne.

Expérience III

Lapin de 1 an. Le diamètre des deux pupilles est de 6 millimètres.

A 9 h. 45, j'instille 4 gouttes de collyre aqueux dans l'œil gauche. J'observe les phénomènes réflexes, spasmes de l'orbiculaire des paupières et larmoiement.

A 9 h. 48, l'anesthésie est complète, les paupières restent grandes ouvertes.

A 9 h. 54, la cornée est terne.

A 9 h. 56, la pupille s'est dilatée de 1 millimètre.

A 10 h. 10, la sensibilité reparaît mais pas complètement.

A 10 h. 15, la sensibilité est normale, la pupille n'a pas varié.

A 10 h. 25, la pupille a subi une légère dilatation. Mesurée, elle présente 8 millimètres de diamètre.

A 2 h. 15, la pupille revient à 6 millimètres.

J'instille 4 gouttes de collyre huileux dans l'œil droit de ce même lapin, à 9 h. 45. Aucun phénomène réflexe.

A 9 h. 46, l'œil est anesthésié complètement.

A 9 h. 48, les paupières restent écartées, la cornée est normale.

A 9 h. 54, la pupille s'est dilatée, elle mesure 7 millimètres.

A 10 h. 20, l'anesthésie a disparu, la pupille a atteint 8 millimètres.

A 2 heures, la pupille revient à 7 millimètres.

A 3 h. 40, elle reprend son diamètre normal.

En résumé, le collyre aqueux a provoqué le spasme de l'orbiculaire et le larmoiement. L'anesthésie obtenue au bout de 3 minutes a duré une demi-heure, la pupille s'est dilatée après 11 minutes et est revenue à son état normal 4 h. 15 minutes après.

Le collyre huileux n'a provoqué, au contraire, aucun de ces phénomènes réflexes. L'anesthésie plus rapide a duré 34 minutes et la dilatation pupillaire égale à celle du côté opposé a persisté pendant 5 heures.

Dans les expériences suivantes, nous voyons comment se comporte la cocaïne en solution huileuse dans les opérations qui se pratiquent sur l'œil.

Expérience IV

Dans l'œil droit d'un lapin, j'instille successivement en trois fois 8 à 10 gouttes de cocaïne huileuse. L'anesthésie rapide est complète, absolue au bout de trois minutes. Dix minutes après, je fais une paracentèse qui ne provoque, de la part de l'animal, aucun cri aucune révolte.

Expérience V

Sur un autre lapin, j'instille dans l'œil droit seulement et en trois fois 8 à 10 gouttes de cocaïne en solution dans l'eau. L'anesthésie est complète au bout de cinq minutes. Dix minutes après, paracentèse sans que l'animal ait donné des signes de douleur.

Expérience VI

Instillation dans l'œil droit d'un lapin, de 15 gouttes de collyre huileux. Quinze minutes après, iridectomie. Aucune manifestation de douleur ou de sensibilité.

Expérience VII

C'est la répétition de l'expérience précédente avec le collyre aqueux sur un autre lapin dans les mêmes conditions.

Même résultat.

Des expériences I à VII, choisies entre plusieurs identiques, il résulte que le collyre huileux de cocaïne instillé parallèlement et dans les mêmes conditions que le collyre aqueux, n'a produit aucun des phénomènes réflexes que l'on observe presque généralement avec ce dernier. Il n'a jamais déterminé non plus l'exfoliation de l'épithélium, état que l'on rencontre souvent après l'instillation de cocaïne en solution aqueuse.

L'anesthésie et la dilatation pupillaire, survenues un peu plus rapidement avec le collyre huileux, ont eu une durée plus prolongée. La dilatation de la pupille a été une fois supérieure à celle qu'a produite le collyre aqueux.

Le collyre huileux de cocaïne, tout comme le collyre aqueux, abolit complètement la sensibilité et rend les opérations facilement supportables.

II. — Atropine.

Expérience VIII

Lapin blanc, 7 mois, diamètre de la pupille est égale des deux côtés à 6 millimètres.

Le 7 janvier. A 10 h, 22 j'instille 2 gouttes de collyre huileux sur l'œil droit. Pas de spasme de l'orbiculaire des paupières, ni larmoiement. Léger clignotement.

A 10 h. 25 la pupille paraît contractée. Je la mesure, elle présente en effet 5 millimètres de diamètre.

A 10 h. 27, elle revient à 6 millimétres et commence aussitôt à se dilater.

A 10 h. 29, rapidement elle passe à 9 millimétres.

A 10 h. 30, elle se dilate encore et acquiert un diamètre de 10 millimètres.

Le 8 janvier, à 10 h. 23. la pupille est dilatée : 10 millimétres.

Le 9 janvier à 10 h. 22, elle est égale à 10 millimètres.

Le 10 janvier, à 10 h. 22, elle mesure 9 mm. 6.

Le 11 janvier, elle est revenue à 8 millimètres.

A 10 h. 32, le 7 janvier, j'instille 2 gouttes de collyre aqueux dans l'œil gauche du même lapin. Réflexe palpébral, larmoiement.

A 10. 35 la pupille se contracte : 5 millimètres.

A 10 h. 37, elle passe à 6 millimètres.

A 10 h. 39, elle arrive à 7 millimètres.

A 10 h. 42, elle atteint rapidement 9 millimètres.

A 10 h. 44, elle s'est dilatée encore : 10 millimètres.

Le 8 janvier, à 10 h. 53, la pupille mesure 10 millimètres.

Le 9 janvier à 10 h. 52, elle a toujours 10 millimètres.

Le 10 janvier, elle revient à 8 millimètres.

En résumé, dans cette expérience, la dilatation pupillaire du côté de l'huile a commencé après 5 minutes et a atteint son maximum en 10 minutes. Avec le collyre aqueux, début de la dilatation en 7 minutes, maximum en 12 minutes.

Il m'a été impossible d'étudier d'une façon précise la durée de la dilatation pupillaire, les pupilles, au bout de trois jours, variant à la moindre excitation.

Expérience IX

Lapin blanc albinos, un an, pupille des deux côtés égale à 6 millimètres.

Le 10 janvier, à 4 h. 40, instillation de deux gouttes de collyre huileux dans l'œil gauche. Pas de réflexes, injection vasculaire de la conjonctive palpébrale.

A 4 h. 43, la pupille est légèrement contractée (5 millimètres).

A 4 h. 45, début de la dilatation. Pupille égale 7 millimètres.

A 4 h. 48, la pupille mesure 8 millimètres.

A 4 h. 50, elle passe à 9 millimètres.

A 4 h. 52, elle atteint 10 millimètres.

Le 11 janvier 1897. A 4 heures, elle n'a pas varié.

Le 12 janvier. A 4 heures, la pupille mesure encore 10 millimètres.

Le 13 janvier. A 4 heures, elle mesure 9 millimètres.

Le 15 janvier. Elle est de 7 à 6 millimètres.

Le 16 janvier. A 5 heures, le même lapin reçoit 2 gouttes de collyre aqueux dans l'œil droit. Réflexe de l'orbiculaire et larmoiement considérable. Injection vasculaire de la conjonctive palpébrale.

A 5 h. 4, la pupille se contracte, elle mesure 5 millimètres.

A 5 h. 7, elle se dilate, elle mesure 7 millimètres.

A 5 h. 10, la pupille arrive à 8 millimètres.

A 5 h. 15, à 9 millimètres.

A 5 h. 26, à 10 millimètres.

Le 11 janvier. A 5 heures, elle se maintient à 10 millimètres.

Le 12 janvier. A 5 heures, elle mesure encore 10 millimètres.

Le 13 janvier. A 5 heures, elle varie entre 9 et 8 millimètres.

Le 15 janvier. Elle est revenue à 6 millimètres.

Dans cette expérience, avec le collyre huileux, début de dilatation après 5 minutes; maximum de dilatation après 18 minutes; durée, 5 jours. Avec le collyre aqueux, début de dilatation en 7 minutes; maximum en 26 minutes; durée, 5 jours environ.

Expérience X

Lapin gris blanc, 7 mois; la pupille a des deux côtés 5 millimètres.

Le 13 janvier. A 9 h. 32, j'instille deux gouttes de collyre huileux dans l'œil gauche. Pas de réflexes.

A 9 h. 35, la pupille mesure de 4 à 5 millimètres.

A 9 h. 36, elle se dilate et passe à 7 millimètres.

A 9 h. 38, elle atteint 9 millimètres.

A 9 h. 39, 10 millimètres.

Le 15 janvier. Elle conserve 10 millimètres de diamètre.

Le 16 janvier. Elle [illegible] variable.

Le 13 janvier. A 9 h. 40, le même lapin reçoit dans l'œil droit deux gouttes de collyre aqueux. Réflexes de l'orbiculaire et larmoiement.

A 9 h. 43, la pupille mesure 5 millimètres.
A 9 h. 45, elle revient à 6 millimètres.
A 9 h. 47, elle passe à 7 millimètres.
A 9 h. 50, elle arrive à 9 millimètres.
A 9 h. 51, elle atteint 10 millimètres.
Le 15 janvier. Elle mesure 9 millimètres.
Le 16 janvier. Elle est très variable.

En résumé, à gauche (collyre huileux), la pupille s'est dilatée en 4 minutes, a atteint le maximum en 7 minutes et est restée dilatée (10 millimètres) deux jours.

A droite (collyre aqueux), dilatation pupillaire au bout de 7 minutes, maximum après 11 minutes et durée de la dilatation maxima, deux jours.

Ces expériences pourraient être multipliées, mais absolument sans profit, car elles se ressemblent toutes. Dans tous les cas, la dilatation pupillaire par l'atropine a été plus rapide et sa durée plus longue avec la solution huileuse. De plus, l'instillation du collyre huileux n'a pas déterminé, comme le collyre aqueux, le spasme de l'orbiculaire et le larmoiement.

Cette rapidité et cette durée plus longue dans l'action des collyres huileux, l'absence de tout phénomène réflexe pendant leur application, sont aussi évidentes avec l'ésérine.

III. — Esérine.

Expérience XI

Chez un lapin gris, j'instille dans l'œil droit une goutte de collyre huileux, et du côté gauche une goutte de collyre aqueux.

La pupille a 6 millimètres des deux côtés.

Après 7 minutes, la pupille à gauche a 6 millimètres ; à droite, 5 millimètres.

Après 11 minutes, la pupille à gauche a 5 millimètres ; à droite, 4 millimètres.

Après 15 minutes, la pupille à gauche a 4 millimètres ; à droite, 3 millimètres.

Après 18 minutes, la pupille à gauche a 3 millimètres ; à droite, 2 millimètres.

Après 25 minutes, la pupille à gauche a 2 millimètres ; à droite, 2 millimètres.

Après 35 minutes, la pupille à gauche a 2 millimètres ; à droite, 2 millimètres.

Après 4 h. 5, la pupille à gauche a 4 millimètres ; à droite, 4 millimètres.

Après 6 h. 5, la pupille à gauche a 6 millimètres ; à droite, 6 millimètres.

Après 6 h. 40, la pupille à droite, 6 millimètres.

Expérience XII

J'instille dans l'œil droit d'un lapin blanc albinos deux gouttes de collyre huileux et dans l'œil gauche deux gouttes de collyre aqueux.

La pupille mesure 6 millimètres des deux côtés.

Après 5 minutes, la pupille à gauche a 6 millimètres ; à droite, 5 millimètres.

Après 8 minutes, la pupille à gauche a 6 millimètres ; à droite, 4 millimètres.

Après 10 minutes, la pupille à gauche a 5 millimètres ; à droite, 4 millimètres.

Après 13 minutes, la pupille à gauche a 4 millimètres ; à droite, 3 millimètres.

Après 15 minutes, la pupille à gauche a 3 millimètres et demi ; à droite, 2 millimètres et demi.

Après 17 minutes, la pupille à gauche a 3 millimètres ; à droite, 2 millimètres.

Après 22 minutes, la pupille à gauche a 2 millimètres ; à droite, 2 millimètres.

Après 40 minutes, la pupille à gauche est punctiforme ; à droite punctiforme.

Après 55 minutes, la pupille à gauche a 2 millimètres ; à droite, 2 millimètres.

Après 1 h. 55, la pupille à gauche a 3 millimètres ; à droite, 3 millimètres.

Après 4 heures, la pupille à gauche a 5 millimètres ; à droite, 4 millimètres.

Après 6 h. 30, la pupille à gauche a 6 millimètres ; à droite, 3 millimètres.

Après 6 h. 35, le pupille à droite a 6 millimètres.

En résumé, dans ces deux dernières expériences, la pupille a commencé à se contracter plus tôt et est restée contractée plus longtemps du côté du collyre huileux que du collyre aqueux.

En injections sous-conjonctivales même, les collyres huileux agissent plus rapidement que les collyres aqueux.

Voici la preuve :

Expérience XIII

Chez un lapin gris (pupille, 7 millimètres), je fais à droite une injection sous-conjonctivale, tout près du limbe, de une division de collyre huileux d'ésérine. 22 minutes après, la pupille mesurait 2 millimètres. A gauche, j'injecte sous la conjonctive limbaire, une division également de collyre aqueux d'ésérine. La pupille ne mesurait 2 millimètres qu'au bout de 40 minutes.

Expérience XIV

Lapin gris, pupille, 7 millimètres.

J'injecte sous la conjonctive limbaire supérieure, à droite, une divison d'ésérine huileuse ; à gauche, une division également d'ésérine aqueuse. La pupille mesurait 2 millimètres de diamètre, 30 minutes après, du côté droit, et 50 minutes après, à gauche.

Mais en comparant l'action du collyre huileux en injections sous-conjonctivales et en instillations, il m'a paru que, sous cette dernière forme d'application, le collyre huileux agit plus rapidement.

Voici un exemple :

Expérience XV

Lapin noir, pupille des deux côtés est égale à 7 millimètres.

A 4 heures 10, j'instille dans l'œil gauche une division de collyre huileux d'ésérine et je fais, à droite, une injection sous-conjonctivale tout près du limbe d'une division de ce même collyre.

4 h. 20, à gauche, pupille = un demi-millimètre ; à droite, pupille = 6 millimètres ; 4 h. 25, à gauche, pupille = 4 millimètres ; à droite, pupille = 5 millimètres ; 4 h. 30, à gauche, pupille = 2 millimètres ; à droite, pupille = 3 millimètres.

II. — APPLICATION A L'HOMME. OBSERVATIONS CLINIQUES

L'emploi des collyres huileux chez l'homme, à l'état sain, m'a donné des résultats absolument conformes à ceux que j'ai obtenus sur les animaux. La clinique m'a démontré, d'autre part, que ces collyres appliqués sur l'œil malade non seulement conservaient toutes leurs propriétés, mais offraient, encore, des avantages marqués.

I. — Cocaïne.

L'anesthésie est plus rapide, plus complète et plus durable avec le collyre huileux.

La dilatation de la pupille obtenue par ce même collyre est plus grande que celle que produit le collyre aqueux. Jamais, on en constate d'exfoliation de l'épithélium de la cornée.

L'observation suivante, nous pourrions en citer bien d'autres, le démontre suffisamment.

Observation I

Femme, 62 ans, double cataracte, avec bonne perception lumineuse. Pupille = 4 millimètres.

Chez cette malade, je fais des instillations parallèles du côté gauche, de 6 gouttes de collyre huileux et du côté droit, de 6 gouttes de collyre aqueux.

Du côté gauche, la malade n'accuse aucune sensation désagréable et ne présente pas le spasme de l'orbiculaire et du larmoiement, au moment de l'instillation. Au bout de une minute, l'anesthésie est complète, les paupières sont grandes ouvertes.

7 minutes. La pupille mesure 5 millimètres.

15 minutes. La pupille passe à 7 millimètres.

25 minutes. L'anesthésie persiste absolue. le diamètre de la pupille atteint 8 millimètres.

45 minutes. La sensibilité est revenue.

La cornée est restée transparente et brillante. Je dois dire cependant que les 2 ou 3 premières minutes j'ai observé, sur la cornée, un pointillé constitué par un semis de fines gouttelettes huileuses qui se déplaçaient par les mouvements d'élévation et d'abaissement de la paupière supérieure.

Du côté droit. Au moment de l'instillation, contraction de l'orbiculaire des paupières et larmoiement. La malade accuse une sensation désagréable de froid, qui d'ailleurs disparaît bien vite. 4 minutes. Anesthésie.

7 minutes après, l'anesthésie est complète.

15 minutes. La pupille s'est dilatée, elle mesure 5 millimètres.

25 minutes. L'anesthésie persiste, la cornée est un peu terne et la pupille mesure 7 millimètres.

35 minutes. L'anesthésie a fait place à la sensibilité.

Dans les opérations, le collyre huileux à 2 p. 100 se comporte mieux que le collyre aqueux, à un titre supérieur, à 4 p. 100. L'anesthésie se produit, rapidement et complètement, après trois instillations espacées de 3 à 4 gouttes chaque fois. Le lavage soigneux de l'œil et des culs-de-sac qui, forcément, chasse l'excès de l'huile, n'affaiblit en rien l'anesthésie, laquelle est remarquable et les différents temps de l'opération de la cataracte, notamment, se pratiquent merveilleusement bien.

Voici, seulement, quelques exemples :

Observation II

Femme, 50 ans, conjonctivite suite de larmoiement.

J'instille 2 gouttes de cocaïne huileuse à droite et 2 gouttes de cocaïne aqueuse à gauche.

Cinq minutes après, je dilate, et incise les points lacrymaux avec le couteau de Weber. Aucune douleur ni d'un côté, ni de l'autre. Cathétérisme.

Observation III

Serrurier, 19 ans. Corps étranger de la cornée droite par éclat de fer. Photophobie, larmoiement intense, conjonctivite.

J'instille 2 gouttes de cocaïne huileuse et 6 minutes après, j'extrais le corps étranger sans déterminer aucune douleur et sans avoir eu besoin de fixer les paupières. Pas de réaction consécutive.

Observation IV

Serrurier, 30 ans. Parcelle de fer sur la cornée droite. Photophobie et larmoiement. Instillation de 2 gouttes de collyre huileux de cocaïne, et 5 minutes après, extraction sans déterminer chez le malade aucune sensation.

Observation V

Femme, 62 ans, cataracte complète à droite, bonne perception lumineuse. Œil gauche, opacités cristalliniennes. V = 1/6.

Opération de cataracte sans iridectomie, après instillation d'une dizaine de gouttes de collyre huileux en trois fois.

La malade n'a manifesté aucune douleur et les suites opératoires ont été normales.

OBSERVATION VI

Enfant, 12 ans, O. D., large leucome de la cornée consécutif à une conjonctivite purulente du bas âge. V = perception des doigts à 50 centimètres.

Iridectomie optique précédée de plusieurs instillations de collyre huileux.

Cet enfant craintif a subi cette opération sans accuser de douleur pendant les divers temps. Seuls, le pincement et la section de l'iris ont été sensibles.

II. — Atropine.

L'atropine en solution huileuse présente aussi une action plus rapide, plus longue et plus énergique qu'en solution aqueuse. Son efficacité plus grande est telle qu'on arrive, dans des iritis rebelles, à rompre les synéchies restées indifférentes à l'action du collyre aqueux d'atropine.

Les observations suivantes, je pourrais en citer d'autres, en font foi :

OBSERVATION VII

Marchand ambulant, 51 ans. Alcoolique, amblyopie toxique. Pupille égale 2 millimètres.

J'instille, dans l'œil gauche, deux gouttes de collyre huileux, laissant l'œil droit pour permettre au malade de vaquer à ses occupations.

3 minutes après, la pupille a commencé à se dilater et a atteint, au bout de dix minutes, 6 millimètres de diamètre.

Trois jours après, la pupille mesurait encore 6 millimètres.

Huit jours après, elle ne mesurait que 4 millimètres.

Seize jours après, elle était arrivée à 3 millimètres.

Dix-huit jours après, la pupille avait 2 millimètres de diamètre.

Je fais une instillation de 2 gouttes de collyre aqueux dans l'œil droit.

8 minutes après, la dilatation de la pupille commence.

12 minutes. La pupille a 4 millimètres de diamètre.

16 minutes. Elle a atteint 5 millimètres.

Elle mesure 6 millimètres encore le lendemain.

Elle est revenue à 4 millimètres six jours après.

La pupille est normale, 2 millimètres le douzième jour.

Observation VIII

Femme, 48 ans. Double iritis spécifique il y a trois mois.

Récidive. Pupilles myosiques.

Je fais, dans l'œil gauche, une instillation de 2 gouttes de collyre huileux dans l'espace de 1 à 4 minutes.

16 minutes après, la pupille commence à se dilater irrégulièrement ; elle atteint rapidement 3 millimètres de diamètre dans le sens horizontal.

18 minutes. Elle se dilate encore de 1 millimètre et présente ainsi 4 millimètres de diamètre.

20 minutes. Elle mesure 5 millimètres.

25 minutes. La pupille est irrégulière; elle forme un triangle à base inférieure.

Douze jours après. L'œil est moins rouge. La malade ne se plaint plus des douleurs circumorbitaires. La pupille s'est encore dilatée, 7 millimètres, et les angles du triangle se sont arrondis.

Le quatorzième jour. La pupille était dilatée et mesurait 7 millimètres.

Elle a passé à 4 millimètres le dix-septième jour et je fais une nouvelle instillation avec le même résultat.

A gauche, j'instillais deux gouttes de collyre aqueux.

13 minutes après, la pupille commençait à se dilater.

1 heure après, elle mesurait 5 millimètres, synéchie à la partie inféro-interne.

Elle mesurait encore 5 millimètres deux jours après.

Cinq jours après, elle était revenue à 2 millimètres.

L'association des collyres huileux d'atropine et de cocaïne donnent les meilleurs résultats dans les iritis, les ulcères de la cornée, etc... C'est ainsi qu'entre autres exemples, chez une femme de 35 ans, atteinte d'iridochoroïdite spécifique, nous avons obtenu une dilatation pupillaire qui a effrayé la malade. L'usage prolongé d'un collyre atropinique aqueux était resté sans effet.

Observation IX

Femme, 67 ans. Double iritis insidieuse avec synéchies totales de la pupille gauche, partielles à droite, double cataracte postérieure empêchant l'examen du fond de l'œil. A gauche, nuage interstitiel dans la demi-circonférence supérieure de la cornée. Yeux douloureux.

En dehors de l'iris, il paraît certain que le corps ciliaire et la choroïde sont intéressés, V = 1/4.

Un traitement général à l'iodure de potassium est institué et localement on prescrit 3 instillations par jour d'un collyre aqueux d'atropine au centième. Aucun changement 15 jours après ne s'étant produit, je prescris un collyre huileux de cocaïne et d'atropine. Neuf jours plus tard, on constatait une diminution de l'infiltration cornéenne et la rupture des synéchies en haut et en dehors, à gauche et à droite une dilatation pupillaire. Les phénomènes douloureux s'étaient amendés.

III. — Ésérine.

L'application, même longtemps prolongée, du collyre huileux d'ésérine, est exempte des inconvénients graves qui pèsent sur les collyres aqueux, savoir : irritation conjonctivale vive et douleurs oculaires. Son action est plus efficace et plus certaine. Les glaucomes cèdent sous son influence comme par enchantement. Les observations suivantes en témoignent :

Observation X

H..., 64 ans. En 1894, O. D., première attaque de glaucome aigu soignée par les myotiques. Depuis, la vision a graduellement baissé. V. = 1/20.

Le 20 décembre 1897, récidive. Œil dur et douloureux, pupille, 5 millimètres. Inéclairable.

Les instillations répétées d'ésérine et de pilocarpine en solution aqueuse restent sans effets. Le malade laissé au repos 24 heures, je fais une instillation de 3 gouttes du collyre huileux à l'ésérine. Au bout de 20 minutes, la pupille a commencé à se contracter ; elle mesure 4 millimètres de diamètre 40 minutes après. Le tonus ne m'a pas paru modifié.

Iridectomie le 28 décembre 1897.

Observation XI

Femme, 38 ans, est atteinte de glaucome irritatif des plus nets, qui n'a fait que progresser tant qu'on s'est servi de collyres aqueux d'ésérine et de pilocarpine appliqués avec persévérance pendant trois mois et malgré une sclérotomie. Refusant l'iridectomie qui lui était proposée par deux oculistes, elle a accepté de se soumettre à trois instillations journalières d'ésérine huileuse à 0,50 p. 100. Sous l'influence de ces instillations qui ne provoquèrent ni douleur, ni irritation de la conjonctive, la patiente s'est trouvée guérie de son glaucome, avec rétablissement complet de la vision.

Revue trois mois après, la tension oculaire était restée normale et l'œil blanc, absolument, éclairable avec acuité visuelle parfaite et champ visuel normal.

Observation XII

Homme, 42 ans, atteint d'irido-cyclite séreuse. Attaque de glaucome à la suite d'instillations d'atropine en solution dans l'eau. Sitôt qu'il fut soumis à l'usage du collyre huileux d'ésérine à 1 p. 100, les accidents glaucomateux cédèrent progressivement sans la moindre intolérance.

Observation XIII

Homme, 32 ans, glaucome chronique de l'œil gauche. Tonus + 1. Obnubilation. Stéphanopsies. Ces symptômes cédèrent bien sous l'influence de l'ésérine aqueuse, mais elle provoqua de l'irritation. Celle-ci cède et disparaît par l'usage de l'ésérine huileuse qui guérit le malade avec V = 2/3.

Observation XIV

Homme, 33 ans, a présenté à l'œil gauche des attaques de glaucome subaigu intermittentes, la première remontant à quatre mois et demi. Nouvelle attaque datant de deux jours. T. + 2. Cornée trouble ; chambre antérieure effacée ; pupille dilatée, fond d'œil difficilement éclairable. V = perception lumineuse. Pas de décollement de la rétine ; aucun signe de néoplasme.

On prescrit des instillations d'ésérine aqueuse à 1/2 p. 100. Au bout de quatre jours le malade est obligé d'en suspendre l'emploi à cause d'une intolérance marquée (conjonctivite et sécrétion). Aucun changement ne s'est produit dans l'état de son œil. T. + 2, pupille dilatée, 5 millimètres.

C'est alors que nous lui prescrivons l'application du collyre huileux d'ésérine au centième. Nous lui faisons nous-même la première instillation, qui ne provoque aucune sensation désagréable. Trois quarts d'heure après l'instillation, la pupille commence à se rétrécir, et, dès le lendemain, elle est myosique. La cornée a récupéré sa transparence et le tonus a baissé. Fond d'œil éclairable. Pas d'excavation de la papille.

CHAPITRE III

Avantages des collyres huileux.

Ces avantages résident dans leur application facile, leur action énergique et certaine, leur remarquable stabilité et leur conservation en quelque sorte indéfinie.

I. — FACILITÉ D'APPLICATION DES COLLYRES HUILEUX

L'application se fait sans spasme de l'orbiculaire des paupières ni larmoiement secondaires.

Dans la première partie de ce travail, j'ai démontré combien il est difficile d'appliquer et de faire surtout appliquer les collyres aqueux.

Pour l'instillation des collyres huileux, je me sers des compte-gouttes ordinaires ou d'une spatule en verre qui n'est autre chose qu'une simple baguette de verre, un simple agitateur dont on a aplati légèrement et incurvé l'un des deux bouts. Elle est facile à manier et à tenir aseptique.

Des expériences et des observations précitées, il me semble bien démontré que les gouttes huileuses, en tombant dans le cul-de-sac conjonctival, ne produisent pas d'impression désagréable, cette sensation de froid, et ne déterminent pas, par suite, de contraction spasmodique de l'orbiculaire des paupières et du larmoiement.

L'absence de ces phénomènes, d'ordre reflexe, présente de grands avantages. Non seulement, toute incertitude sur la pénétration du collyre dans l'œil est levée, mais encore l'appréhension nous est évitée de voir survenir chez les opérés de cataracte, par exemple, des accidents graves.

De plus, un fait nouveau se dégage, à savoir que la cocaïne en solution dans l'huile ne produit pas l'exfoliation de l'épithélium de la cornée, rendant par là possible son emploi dans les cas d'ophtalmie se compliquant, habituellement, d'ulcère infectieux; ce qu'on n'osait pas faire jusqu'ici. Respecter l'intégrité de cet épithélium pour l'opération de la cataracte est, également, important. Aussi, l'emploi du collyre huileux à la cocaïne est-il utile et sans aucun des inconvénients qu'on se plaît à lui attribuer gratuitement. Si l'on a soin, après son instillation, de faire sur l'œil et les paupières un bon lavage, il n'y a ni émulsion ni trouble de la cornée pouvant gêner l'opérateur.

Afin d'expliquer la desquamation épithéliale que l'on observe très fréquemment avec la cocaïne aqueuse, on a invoqué des troubles trophiques consécutifs à une altération des plaques nerveuses terminales due à l'action de la cocaïne.

Pour d'autres (Berger), il ne s'agit pas de trouble trophique, mais bien de l'exposition prolongée de la cornée à l'air, par suite de l'absence du clignotement due à l'anesthésie.

C'est à cette dernière explication que je me rattache, et pour preuve de son bien fondé, je citerai l'expérience que j'ai faite sur les conseils de mon regretté maître Panas.

Sur un lapin, je pratique une tarsorrapie médiane sur l'œil droit, laissant le gauche ouvert. Dans la même séance, j'instille, dans les deux yeux, la même quantité de collyre aqueux. L'œil protégé n'a pas présenté d'altérations épithéliales de la cornée, lesquelles, au contraire, ont été manifestes du côté opposé.

Il résulte, de cette expérience, que l'exfoliation de l'épithélium cornéen est due à l'exposition à l'air de la cornée et non à une action de la cocaïne. Et si, avec le collyre huileux, pareille altération ne se produit pas, c'est que l'huile intervient en formant, à la surface de la cornée, une couche protectrice.

II. — L'ACTION DES COLLYRES HUILEUX EST PLUS RAPIDE, PLUS INTENSE, PLUS ÉNERGIQUE, PLUS EFFICACE, PLUS PROLONGÉE.

La raison de cette rapidité et de cette prolongation d'action des collyres huileux est dans ce fait que l'huile, non miscible aux larmes, prend contact immédiatement avec les tissus, et que rien ne s'oppose à la persistance de ce contact. La démonstration de cette propriété remarquable des collyres huileux se trouve dans les observations et les expériences rapportées pages 73 et suivantes, et le témoignage de Panas, du professeur B. St. John Roosa, Souzow, Terrien, Terson, Bourgeois, etc...

Souzow, Terrien et Chevalier ont employé, très avantageusement, les collyres huileux d'ésérine. Ils donnent des observations prouvant leurs supériorités sur les solutions aqueuses.

Surow, réfutant les assertions de Chorzew, qui rejette les collyres huileux, tout en admettant cependant que l'action de l'atropine huileuse est plus puissante et plus durable, Surow fait leur éloge et confirme, en tous points, nos résultats.

Panas a démontré, spécialement, dans son magistral article intitulé pathogénie et traitement du glaucome, l'incontestable supériorité d'action du collyre huileux d'ésérine à 1 p. 100.

« Le malheur a voulu, écrit-il, que l'ésérine, qui est le myotique par excellence, soit mal tolérée, en provoquant une conjonctivite intense avec gonflement des paupières et une douleur intra-oculaire plus ou moins vive, attribuée au spasme du muscle ciliaire. Aussi a-t-on été conduit à lui substituer la pilocarpine, exempte, il est vrai, de ces inconvénients, mais en même temps d'une action bien moins efficace.

Des recherches de laboratoire, suivies d'applications cliniques, nous ont montré, grâce aux efforts persévérants de notre ancien élève, le docteur Serini, que les solutions huileuses d'ésérine basique étaient non seulement bien tolérées à la dose réellement active de 1 p. 100, mais qu'elles jouissaient de propriétés antiglocaumateuses des mieux assurées. La raison de ce contraste tient à ce que, sous cette forme, l'ésérine ne se transforme plus en rubrésérine à laquelle il faut imputer l'intolérance de l'œil et la moindre action thérapeutique. Depuis cette substitution, il nous a été donné d'employer le collyre huileux d'ésérine en instillations trois à quatre fois dans les vingt-quatre heures et cela, d'une façon prolongée sans provoquer ni congestion, ni douleurs et en obtenant le maximum de son effet utile. Quant à la rapidité de l'absorption et à la durée de son action, elles sont, très certainement, supérieures à celles du collyre aqueux, ce qui tient à son séjour plus prolongé et plus tenace dans les culs-de-sac conjonctivaux. Comme preuve de cette supériorité d'action nous mentionnerons des faits cliniques des plus probants, qui se rapportent aux divers types de glaucome : irritatif aigu (homme de 60 ans), irritatif chronique (femme de 35 ans), chronique simple (femme de 58 ans), glaucome infantile avec ophtalmie (fillette de 6 ans), glaucome consécutif prodromique. (Panas, *Études de clinique ophtalmologique*, Paris, 1903, p. 31.)

De même, le savant professeur B. St. John Roosa, de New-York, prône les vertus du collyre huileux d'ésérine devant la Médical Society of the State of New-York, le 27 janvier 1904.

« Avec mes collègues de New-York, les docteurs Emerson et Irwin, dit-il en substance, j'ai employé avec succès le collyre huileux d'ésérine et je crois qu'il doit être considéré comme le meilleur moyen de traiter les glaucomes, et j'incline à penser qu'il diminue le champ de l'intervention chirurgicale dans les glaucómes chroniques. L'opinion, que les solutions huileuses ont une action plus rapide et des effets plus durables, est exacte. »

III. — CONSERVATION DES COLLYRES HUILEUX

A. *Les collyres huileux sont stables.* — En prenant, pour véhicule des collyres à base d'alcaloïdes, l'huile purifiée et aseptisée comme je l'ai indiqué, on obtient des produits d'une grande stabilité et qui résistent victorieusement à la triple épreuve de l'air, de la lumière et de l'infection.

Cette remarquable stabilité est intéressante et d'une importance de premier ordre pour tous les collyres, quels que soient les agents médicamenteux qui entrent dans leur composition. Cette importance croît encore lorsqu'il s'agit de l'ésérine. Qu'on en juge.

On prescrit l'ésérine en collyres ou en pommades en s'adressant à l'un de ses sels au sulfate, au bromhydrate ou de préférence au salicylate bien défini et qu'on croit plus stable. Le titre de ces préparations varie avec les auteurs. Pour nous, il ne doit pas être inférieur ni dépasser celui de 1 p. 100.

Mais l'ésérine et ses sels, sous l'influence de l'air, de la lumière et de la chaleur s'altèrent rapidement.

On sait que les collyres se colorent vite en rouge. Cette coloration, d'abord d'un rose tendre et qui ne tarde pas à passer au rouge cramoisi, est due à la formation d'une substance nommée par Duquesnel rubrésérine, laquelle est un produit d'oxydation irritant pour l'œil. Les teintes que subissent les solutions pour arriver au rouge foncé, sont graduelles et subordonnées aux trois facteurs cités.

En outre, chauffées à 100° au bain-marie, dans un ballon, au contact de l'ammoniaque, les solutions donnent, par évaporation à l'air libre, une magnifique couleur bleue, très soluble dans l'eau. J'ai observé le même phénomène en chauffant, sans ammoniaque, la solution d'ésérine à l'autoclave.

Une solution fraîchement préparée avec de l'eau bouillie, stérilisée et conservée soigneusement à l'abri de l'air et de la lumière, met pour rougir beaucoup plus de temps qu'une solution préparée et abandonnée dans les conditions ordinaires. Elle garde une teinte rose tendre pendant des semaines et des mois. Les autres solutions, au contraire, faites à chaud, conservées dans des flacons fermés, et laissées dans une armoire, prennent la coloration rouge lie de vin au bout de trois à quatre jours, en passant par des teintes diverses de plus en plus accusées.

Les solutions, ainsi altérées, produisent de l'irritation sur la conjonctive oculo-palpébrale. L'importance d'employer des solutions incolores, ne renfermant pas de rubrésérine, n'échappe donc à personne. C'est un résultat malheureusement impossible à obtenir, alors même qu'elles sont récentes et soigneusement tenues à l'abri des causes d'altération déjà signalées. Duquesnel, cependant, a recommandé l'addition de quelques gouttes de glycérine pour éviter l'oxydation. Mon observation personnelle me permet de dire que ce moyen ne la prévient pas : il la retarde seulement de quelques heures. De plus, le thymol ajouté dans une solution d'ésérine n'empêche pas son oxydation. Suivant Abott, il lui ferait perdre aussi ses propriétés. Si, en outre, on fait dissoudre les sels d'ésérine, de préférence le salicylate d'ésérine, aux titres couramment employés, dans une solution-mère d'acide salicylique à 0 gr. 75 p. 100, on retarde bien la formation de la rubrésérine, mais le collyre, ainsi obtenu, est excessivement irritant et non supporté par les malades.

A un moment, on avait pensé (Duquesnel, Galezowski) que sous l'influence de cette oxydation, les collyres d'ésérine perdaient leur propriété myotique; on s'est vite aperçu qu'il n'en était rien. Galezowski dit avoir conservé, pendant plus de huit ans, des solutions d'ésérine, qui, instillées au bout de ce temps ont toujours produit le myosis.

J'ai moi-même, il y a quelques années, soumis à l'épreuve des solutions de salicylate d'ésérine au centième, préparées et conservées depuis plus d'un an. J'ai pu constater que, malgré leur altération elles conservaient encore leur propriété myotique. Elles étaient devenues, par contre, très irritantes.

D'ailleurs, la rougeur et l'injection vasculaire de la conjonctive et la cuisson et la douleur produites par les solutions d'ésérine toutes fraîches sont si vives que les malades refusent, catégoriquement, à en continuer l'usage. On se trouve, ainsi, forcé de renoncer à ce myotique, le seul véritablement actif; et il ne peut être toléré à cause de la conjonctivite intense qu'il provoque.

Tel n'est pas le cas lorsqu'on se sert du collyre huileux d'ésérine préparé dans les conditions précitées et proposées dans ma thèse inaugurale, en 1898. La solution huileuse reste stable, claire, transparente et ne présente pas la plus petite modification de couleur après un an, deux ans, trois ans et au-delà. Il n'y a pas, comme dans les solutions aqueuses et les pommades, la formation de rubrésérine. De plus, la tolérance parfaite de l'œil pour le collyre huileux au centième, à haute dose employé, sans discontinuité pendant des mois, est remarquable. Le meilleur, je dirai même le seul et unique mode d'emploi efficace et exempt d'inconvénients de l'ésérine est en solution dans l'huile.

On a vu combien l'oxydation de l'ésérine est facile par la chaleur. Aussi aura-t-on recours, je le répète, à un artifice pour sa préparation (Hallot). Il faut dissoudre au préalable, dans une quantité suffisante d'éther parfaitement pur de l'ésérine également pure non altérée. Puis on opère le mélange de cette solution éthérée et de l'huile d'olives stérilisée. On maintient le tout à 45° au bain-marie jusqu'à disparition des dernières traces d'éther. Ainsi, est obtenu un collyre inaltérable, aseptique, supporté par l'œil pendant des mois, au titre réellement efficace au centième.

Comme je l'ai dit, les instillations de ce collyre

doivent être répétées quatre ou cinq fois par jour à seule fin de maintenir l'œil d'une façon permanente sous son influence. Il n'y a jamais d'intolérance.

Laqueur, de Strasbourg nous a appris tous les avantages qu'on peut retirer de l'emploi de l'ésérine dans le traitement du glaucome aigu, chronique ou secondaire. Ces avantages précieux se sont encore étendus avec le collyre huileux souverain pour prévenir, enrayer, juguler une attaque de glaucome sans le secours de la chirurgie.

Les observations de Panas, de Roosa, de New-York, de Wolffberg, de Konigstein, de Terrien, de Chevalier et les nôtres en témoignent.

Voici en quels termes A. Terson recommande le collyre huileux :

« Le collyre à l'ésérine pure à 1 p. 100 (Panas, Scrini), justifie réellement la plus sérieuse attention et joue, écrit-il, dans la pratique de tous les jours, un rôle où il ne peut être remplacé par aucun autre. Exécuté avec toutes les précautions convenables, ce collyre à l'huile d'arachide ou d'olives a, malgré son haut dosage, l'avantage considérable d'être admirablement toléré. Dans une série de cas où la pilocarpine restait impuissante et où l'ésérine en solution aqueuse était très mal supportée et fort douloureuse, il nous a donné des succès inespérés. Je l'ai vu toléré pendant plusieurs mois chez certains malades, en particulier chez un vieillard que je soigne depuis plus de dix ans, et dont un œil glaucomateux, le seul qui lui reste, a été saisi à deux reprises différentes de crises de glaucome aigu, alors qu'il était atteint depuis très longtemps de glaucome chronique simple et maintenu par la pilocarpine à une acuité visuelle normale. Sans aucune intervention, profondément redoutée et repoussée par ce vieillard, le collyre huileux d'ésérine a fait disparaître des crises qui avaient empêché ce malade de se conduire, alors qu'après les crises, l'acuité est redevenue normale, dès que la tension a baissé. Nous pourrions citer plusieurs autres succès à ajouter à ceux que M. Panas et d'autres ont publiés et tous chez des malades réfractaires à l'ésérine employée en solution aqueuse. L'ésérine ne se transforme pas en rubrésérine dans la solution huileuse, l'asepsie reste complète, le collyre ne rougit jamais et se conserve, semble-t-il, indéfiniment. Si l'ésérine ne peut pas guérir tous les glaucomes, nous pouvons affirmer, nous aussi, que la solution huileuse à 1 p. 100 peut faire passer quelquefois des crises aiguës d'une intensité remarquable et que nous l'avons toujours vue tolérée. »

B. *Les collyres huileux sont aseptiques.* — Lloyd Owen, de Birmingham et J. Andrews, en proposant le premier l'huile de ricin, le second l'huile d'olives, ne paraissent pas s'être doutés qu'aux autres avantages, elles joignent celui d'offrir une grande résistance au développement des germes atmosphériques.

Exceptionnellement, elles permettent, il est vrai, l'évolution de certains microorganismes des champignons surtout, mais cette évolution se fait avec une très grande lenteur, ainsi que l'a démontré depuis longtemps déjà Van Thieghem et comme le confirment les expériences plus récentes de Mohline et Loir sur les ferments figurés de l'huile d'olives.

Mais l'huile d'olives, l'huile d'arachide, stérilisées ou tenant en solution des principes actifs, ne fournissent pas un milieu favorable à la vie des germes de l'air.

J'ai pu me rendre compte de ce fait intéressant par une observation prolongée faite sous le contrôle du professeur Panas.

Mon observation a porté sur l'huile stérilisée et sur des solutions huileuses au centième de cocaïne, d'atropine et d'ésérine etc..., préparées suivant la méthode que j'ai indiquée plus haut et réparties dans trois séries de flacons soumises à des conditions différentes.

La première série de flacons ordinaires, venus de la pharmacie, contenaient ma provision de solutions : ils étaient bouchés avec des bouchons de verre, et enfermés dans une armoire du laboratoire. Je les débouchais, de temps en temps, pour verser une partie de leur contenu à mesure de mes besoins et les rebouchais, simplement, sans aucune précaution.

La deuxième série était représentée par de petits

flacons compte-gouttes, qui servaient à mes expériences journalières sur les animaux et sur l'homme ; ils étaient, par conséquent, débouchés à chaque instant et infiniment plus exposés au contact de l'air que les premiers. J'ajouterai que les comptes-gouttes ne pouvaient pas ne pas effleurer, bien souvent au cours des expériences, au moins les cils de mes sujets. De parti pris, je n'y prenais pas garde et je replaçais les compte-gouttes dans leurs flacons respectifs, sans avoir soin même de les flamber.

Enfin, la troisième série comportait des flacons à large ouverture, contenant les mêmes solutions que ceux des deux premières séries, et laissés débouchés pendant plusieurs semaines sur les tables du laboratoire.

Le contenu des premiers flacons et celui même des flacons compte-gouttes, malgré les conditions nombreuses de contamination, sont toujours restés limpides, n'offrant au bout de huit mois aucun trouble appréciable.

Je dois, cependant, dire que dans les collyres à l'atropine, j'ai vu se produire un léger trouble. Il était dû vraisemblablement à l'excès d'atropine, car il me suffisait de chauffer, légèrement, pour le voir se dissiper aussitôt.

L'examen au microscope m'a donné pour tous des résultats négatifs. Par plusieurs ensemencements sur les divers milieux habituellement employés (gélatine, agar, bouillon, carotte, pomme de terre), je n'ai obtenu aucune culture. Sur les conseils de mon ami, M. Artault, j'ai voulu pousser plus loin mes investigations. N'était-il pas à craindre, en effet, que par sa viscosité même l'huile pût continuer à enrober les germes sur les nouveaux milieux et s'opposer ainsi à leur développement.

Aussi ai-je fait des cultures sur Raulin dans lequel il se fait une légère saponification de l'huile, qui peut mettre en liberté les microbes ou les champignons. Pour faciliter, encore, cette saponification, j'ai ajouté un alcalin, fût-ce même le carbonate de soude en solution à la gouttelette d'huile ensemencée sur agar, gélatine, etc.

Les unes et les autres sont toujours restées stériles.

Dans les flacons que j'ai laissé exposés d'une façon permanente aux poussières de l'air pendant environ deux mois, j'ai vu se produire un dépôt granuleux que j'ai eu à cœur d'examiner minutieusement. Ce dépôt granuleux était formé de toutes les poussières de l'air et de spores non germés et n'avait pas trou-[illegible] limpidité générale des solutions.

[illegible] ensemencements faits avec tout le soin que j'ai [illegible]gnalé sont restés aussi stériles.

En résumé, les collyres huileux se conservent, on le voit, indéfiniment et résistent longtemps aux contaminations de l'air, sans qu'il soit besoin de prendre de précautions spéciales. On a vu dans un des chapitres précédents (p. 22), combien est moins grande la sécurité donnée par les collyres aqueux.

Il n'était donc pas téméraire, dès mes premières communications, d'affirmer que les collyres huileux sont aseptiques. Les observations ultérieures sont venues confirmer les premiers résultats, démontrant d'une façon péremptoire l'inaltérabilité remarquable et la stérilité absolue et indéfinie, pour toutes les espèces de microbes et de champignons, de ces collyres préparés dans les conditions énoncées plus haut, et cela même lorsqu'ils sont exposés à l'air, aux poussières et à la lumière. L'expérience, en outre de ceux qui, chaque jour plus nombreux, ont voulu nous suivre dans cette voie, a corroboré ces faits. Nous citerons, entre autres, à cet égard l'appréciation du docteur A. Terson, fortifiée et basée sur les expériences de contrôle faites par le distingué professeur agrégé Wurtz.

« L'asepsie certaine de ces collyres bien préparés et leur conservation prolongée, fait que nous avons fait vérifier par notre ami le docteur S. Wurtz, agrégé à la Faculté, qui n'a pu obtenir de culture en usant de tous les procédés indiqués, en pareille circonstance, avec les collyres dont certains dataient de près de trois années, permet aussi de les employer après les opérations dans les hernies récentes de l'iris et les traumatismes. »

L'huile, est donc un agent aseptisant de premier ordre, et l'on sait que les anciens s'en servaient empiriquement, et que, plus près de nous, le professeur Ammon, cité par Carron du Villars dans son traité, page 538, Jæger et d'autres l'employaient comme étant le meilleur topique contre certaines ophtalmies et les brûlures de la cornée par des caustiques tels que la chaux et le sublimé.

C'est, pour toutes ces raisons, que les collyres huileux sont, encore, indiqués dans les plaies et ulcères de la cornée et après les opérations. Ils nous ont toujours donné, dans tous les cas, entière satisfaction. Sommer, tout récemment, a publié la guérison d'une blessure superficielle de la cornée par l'emploi du collyre huileux de cocaïne ; les collyres et les pommades ayant été sans effet. Bourgeois, de Reims, en 1899, s'est exprimé à la Société française d'Ophtalmologie dans les meilleurs termes au sujet des collyres huileux dans le traitement des ulcères cornéens.

Je citerai, entre autres cas, l'observation d'un homme de 30 ans, qui présentait, à la suite d'une conjonctivite subaiguë monoculaire, une infiltration cornéenne. Traité par les moyens usuels pendant cinq jours, aucune amélioration ne survint. Au contraire, les phénomènes réactionnels allaient en augmentant et le malade se plaignait de larmoiement et de photophobie. Le collyre huileux de cocaïne à 2 p. 100 en eut raison au bout de deux jours.

INDEX BIBLIOGRAPHIQUE

Abadie (Ch.). — Maladie des yeux, 1884, vol. I, p. 1

Andouard. — Éléments de pharmacie, p. 351.

Andrews (J.). — Olive oil as a menstruum for dissolving cocaïne and atropine for application to the eye. American opht. Soc. Newcastle, 15 et 16 july 1885.

Armaignac. — Congrès franç. d'opht., XIIe session tenue à Paris, du 7 au 10 mai 1894.

Attfield. — On a method of dissolving alkaloïds in oils. *Pharmacentical Journal*, 1862-63, p. 388.

Baillon (H.). — Traité de botanique médicale cryptogamique. Paris, 1889, p. 244.

Barnouvin (H.). — Organismes des hydrolats et des solutés. Paris, 1896.

Berger. — Soc. fr. d'opht., XIIe session. Paris, 1894.

Bignon. — Sur les solutions de cocaïne dans la vaseline liquide médicinale. *Bull. gén. de thérap.*, 1887, p. 447.

Birnbacher (de Graetz). — Ueber die Anwendung der sterilisation durch hitze àuf die oculitische asepsie. *Centralblatt für praktische augenheilkunde*, aug. 1885.

Bombelon. — Pharm. Rundschau, 1886, p. 112.

Boucheron. — Soc. d'opht. de Paris, séance du 7 février 1893.

Bourgeois. — Soc. franç. d'opht., 2 mai 1899.

Boitto de Porto Alegre. — Quelques considérations sur l'action de l'atropine et de l'ésérine sur la conjonctive oculaire. *Union Médicale*, 1er juillet 1886, p. 3.

Buys. — *Annales d'oculistique*, 1840, p. 228.

Cap et Garot. — *Journal de pharmacie*, 3e série, t. XXVI et XXIX.

Chevallereau. — *France Médicale*, 1879, p. 700.

Charras (Moïse). — Pharmacopée royale et galénique, 1753, t. I, p. 371.

Chevalier. — *Archives Médicales d'Angers*, 1904.

Chibret. — De la suppression des collyres liquides. *Archives d'opht.*, 1881, p. 302.

Collins. — Atropine-irritation. *Royal London Opht. Hosp. Reports*, 1888, p. 173.

Cunier. — *Annales d'oculistique*, 1842, p. 271.

Debout. — Du glycérolé d'amidon comme excipient des pommades et spécialement des préparations destinées au traitement des maladies des yeux. *Bull. gén. de thérapeutique*, 1862, p. 19.

Delacour. — Des injections huileuses de biiodure de mercure. *Revue générale de clinique et de thérapeutique*, 7 juin 1893.

Demarquay. — De la glycérine et de ses applications à la chirurgie et à la médecine. Paris, 1863.

Deschamps. — De la glycérine au point de vue de la pharmacologie et de la thérapeutique. *Bull. gén. de thérap.*, 1863, p. 352.

Deval. — *Abeille médicale*, janvier 1850 et Traité théorique et pratique des maladies des yeux, 1862, p. 149.

Duquesnel. — Sur le bromhydrate d'ésérine. *Journal de pharmacie et de chimie*, 1875, p. 48.

Emmert (Emil). — Vaseline als salbens constituens. *Corr. Bl. f. Schweit.* Aerzt, 1878, p. 532.

Fano. — Les quatre principaux collyres usités dans le traitement des affections oculaires. *Rev. de thérap. médico-chirurgicale*, 1874, p. 441.

Franke. — Ueber infection und desenfection von augentropf wassern. *Arch. f. Opht.* Leipzig, 1891, p. 92.

Galezowski. — De l'action de l'ésérine et de la pilocarpine sur l'œil. *Rec. d'Opht.*, 1879, p. 155.

— De l'action comparative de l'ésérine et de la pilocarpine dans les affections oculaires. *Rec d'Opht.*, 1883, p. 267.

— Vaseline pour les pommades oculaires. *Rec. d'Opht.*, 1877, p. 362.

Gabot et Cap. — *Journal de pharmacie*, 3e série, t. XXVI et XXIX.

Guépin. — *Annales d'oculistique*, 1842, p. 93-94.

Green. — Castor oil as a menstruum for dissolving atropine for application to the eye. *American Opht. Soc.* Newport, july 1875.

Gioppi (de Padoue). — *Giornale d'Ophtalmologie italienno*, 1869.

Haltenhoff. — XIIe Congrès de la Soc. d'Ophtalmologie, 1894.

Homberger. — *American Journ. Of. Opht.*, 1865.

Jeannel. — Article Huiles du Dict. de méd. et chir.

Konigstein. — *Wiener Medic. Presse*, 1903, p. 13.

Krœmer. — Des solutions antiseptiques d'atropine et d'ésérine. *Cor. Blatt f. Schweiz.* Aerzte, 1881.

Lawson. — *Royal London Opht. Hosp. Reports*, vol. VI, 1871, p. 120.

Lloyd owen (de Birmingham). — Atropised castor oil as an

application in some corneal affections. *British med. Journal*, 1873, t. VI, p. 536.

MANQUAT. — Traité élémentaire de thérapeutique, de matière médicale, etc... Paris, 1894, p. 639.

MOHLINE et LOIR. — Le rancissement de l'huile d'olives. *Revue scient.*, 1er janvier 1898, p. 26.

NOCARD et ROUX. — Sur la culture du bacille de la tuberculose. *Annales de l'Institut Pasteur*, 1887, p. 20.

ORIBASE. — Des collyres, t. II, p. 437.

PAGNINI. — Soc. italienne d'opht. Venise, 26 et 29 août 1895.

PANAS. — Leçons orales, 1882.

— Les collyres huileux. Académie de Médecine, 24 mai 1898.

— Etudes de Clinique Ophtalmologique. Paris, 1903, p. 31.

PARINAUD. — Soc. fr. d'Opht., séances du 7 au 10 mai 1887.

— XIIe Congrès franç. d'Opht. Paris, 7 au 10 mai 1894.

PERGENS. — De l'emploi des collyres aseptiques. *Ann. d'oculistique*, 1891, p. 417.

RENON (J.). — Les œuvres pharmaceutiques, 1637, p. 103.

RÉVEIL. — Des collyres secs gradués. *Bull. gén. de thérap.*, 1863, p. 268.

ROGNETTA. — Cours d'Ophtalmologie, 1839, p. 220.

ROBERT. — *Annales d'oculistique*, 1848, p. 252.

ROOSA. — Med. Soc. of the state of New-York, janv. 1904.

ROUBINSKY. — De l'emploi des collyres antiseptiques d'atropine et d'ésérine. Wratchebny. Wedomosty, 27 mai 1882.

ROUX et NOCARD. — Sur la culture du bacille de la tuberculose. *Annales de l'Institut Pasteur*, 1887, p. 20.

SATTLER. — *Annali di Ottalmologia*, XVII, 1889, p. 531.

SCARPA. — Traité des maladies des yeux, traduit de l'italien, 1821, t. I, p. 236.

SCHŒMAKER. — Oleates and oleo-palmitates in Skin diseases. *Pharm. Journ.*, 1882, p. 303.

SCRINI. — Des collyres huileux, leurs avantages sur les collyres aqueux et les pommades. *Thèse*, Paris, 1898, et divers mémoires, in *Archives d'Ophtalmologie*, 1898, 1899, 1900, et *Bulletin des Sciences pharmacologiques*, janvier 1903.

SEELY. — Vaseline as a vehicle for eye salves. *The Cincinati, Lancet and clinic.*, september, 1878, p. 172.

SICHEL. — Remarques pratiques sur l'abus de l'atropine comme collyre et sur un mode vicieux d'application des collyres en général. *Annales d'oculistique*, Bruxelles, 1868, p. 161.

SIMEON-SNELL. — *Ophtalmic Review*, vol. I, p. 340.

SOMMER. — Woch. f. ther Hyg. d., Auges, 12 mai 1904.

SOUZOW. — Westnick, Ophtalm., 1902, n° 6.

STOEBER. — Note sur l'usage des collyres. *Annales d'oculistique*, 1845, p. 34.

STREATFEILD. — Sur un nouveau collyre sec, la gélatine médicamenteuse. *Bull. gén. de thérapeutique*, 1864, p. 178.

— On the use of atropine paper. *The Royal London Ophl. Hosp. Reports*. January, 1862, p. 310.

STROSCHEIM Albrecht von Graefe's. — *Archiv. für Ophl.*, t. XXXVII, 1892.

TERRIEN. — Thérapeutique oculaire. Paris, 1899, p. 7.

TERSON. — Les collyres huileux. *Bulletin des Sciences pharmacologiques*, 1902, p. 330.

TICHBORNE. — Le salicylate d'atropine. *Journal de Pharmacie et de Chimie*, 1879, t. XXIX, p. 439.

TRUC et VALUDE. — Eléments d'ophtalmologie, 1896, t. II, p. 428.

VAN TIEGHEM. — Sur la végétation dans l'huile. Soc. botanique de France, 1880, t. XXVII, p. 353.

VIGNES. — Soc. d'Opht., Paris, séance du 7 février 1893.

WECKER. — De la suppression partielle des collyres. XIIe Congrès de la Soc. franç. d'Opht., 1894.

WOLFFLERG. — *Woch. f. ther. des Auges*, 8 janvier 1903.

ZANARDI. — Degli atearati deglé alcaloïdi et loro applicazionni therâpeutische. *Bulletin chimico-pharmaceutico*, 1896, f. 15.

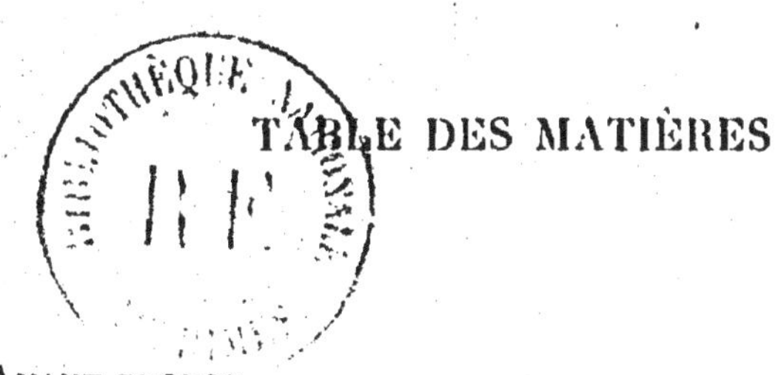

TABLE DES MATIÈRES

DEUXIÈME PARTIE

Des solutions huileuses.

IMPRIMERIE F. DEVERDUN, BUZANÇAIS (INDRE)